四川省社科联科研课题
重庆金阳集团热情支持

巴蜀名医遗珍系列丛书

主编　马烈光

卓雨农　著

卓雨农

中医妇科治疗学

——世代家传妇科疾病诊治精要

中国中医药出版社

·北京·

图书在版编目（CIP）数据

卓雨农中医妇科治疗学——世代家传妇科疾病诊治精要 / 卓雨农著 .
—北京：中国中医药出版社，2016.10（2023.10 重印）
（巴蜀名医遗珍系列丛书）
ISBN 978-7-5132-3640-9

Ⅰ . ①卓… Ⅱ . ①卓… Ⅲ . ①中医妇科学—验方—汇编
Ⅳ . ① R289.5

中国版本图书馆 CIP 数据核字（2016）第 222836 号

中国中医药出版社出版

北京经济技术开发区科创十三街 31 号院二区 8 号楼
邮政编码　100176
传真　010 64405721
廊坊市祥丰印刷有限公司印刷
各地新华书店经销

开本 880×1230　1/32　印张 7　字数 167 千字
2016 年 10 月第 1 版　2023 年 10 月第 5 次印刷
书号　ISBN 978 - 7 - 5132 - 3640 - 9

定价　39.00 元
网址　www.cptcm.com

如有印装质量问题请与本社出版部调换（010-64405510）
版权专有　侵权必究

服 务 热 线　010 - 64405510
购 书 热 线　010 - 89535836
微信服务号　zgzyycbs

微商城网址　https://kdt. im/LIdUGr
官 方 微 博　http://e. weibo. com/cptcm
天猫旗舰店网址　https://zgzyycbs. tmall. com

出版者言

　　《名医遗珍系列》旨在搜集、整理我国近现代著名中医生前遗留的著述、文稿、讲义、医案、医话等等。这些文献资料，有的早年曾经出版、发表过，但如今已难觅其踪；有的仅存稿本、抄本，从未正式刊印、出版；有的则是家传私藏，未曾面世、公开过，可以说都非常稀有、珍贵。从内容看，有研习经典医籍的心悟、发微，有个人学术思想的总结、阐述，有临证经验的记录、提炼，有遣方用药的心得、体会，篇幅都不是很大，但内容丰富多彩，各具特色，有较高的学术和实用价值，足资今人借鉴与传承。

　　寻找、搜集这些珍贵文献资料是一个艰难、漫长而又快乐的过程。每当我们经过种种曲折得到想要的资料时，都如获至宝，兴奋不已，尤其感动于这些资料拥有者的无私帮助和大力支持。他们大都是名医之后或其门生弟子，不仅和盘托出，而且主动提供相关素材、背景资料，很多人还亲自参与整理、修订。他们的无私品质和高度责任感，也激励、鞭策我们不畏艰难，更加努力。

有道是"巴蜀自古出名医"。巴蜀大地，山川俊秀，物产丰富独特，文化灿烂悠久，不仅群贤毕集，而且名医大家辈出，代有传人，医书诊籍充栋，分量十足，不愧为"中医之乡，中药之库"。因此，我们特别推出《巴蜀名医遗珍系列丛书》，精心汇集了陈达夫、吴棹仙、李斯炽、熊寥笙等16位现代已故巴蜀名医的珍贵遗著、文稿，以展现巴蜀中医的别样风采。尤其值得一提的是，此次由巴蜀名中医马烈光教授亲任主编，年逾九旬的中医泰斗李克光教授担纲主审，确保了这套丛书的高品质和高水平。另外，还有相当部分的巴蜀名医资料正在搜集整理中，会在近期集中出版。

　　今后，我们还将陆续推出类似的专辑。真诚希望同道和读者朋友提出意见，提供线索，共同把这套书做成无愧于时代的精品、珍品。

中国中医药出版社

2016 年 8 月 4 日

前言

　　自古以来，以重庆为中心所辖地区称为"巴"，以成都为中心的四川地区称为"蜀"，合称"巴蜀"或"西蜀"。隋代卢思道曾云："西蜀称天府，由来擅沃饶。"巴蜀大地，不仅山川雄险幽秀，江河蜿蜒回绕，物产丰富独特，而且文化灿烂悠久，民风淳朴安适，贤才汇聚如云。现代文学家郭沫若曾谓："文宗自古出西蜀。""天府"巴蜀，不仅孕育出了大批横贯古今、闪耀历史星空的大文豪，如汉之司马相如、扬雄，宋之"三苏"等，也让"一生好入名山游"的李白、杜甫等恋栈不舍。

　　更令人惊叹者，巴山蜀水，不仅群贤毕集，复名医辈出，代有传人。早在《山海经》中已有"神医"巫彭、巫咸，其后，汉之涪翁、郭玉，唐之昝殷、杜光庭，宋之唐慎微、史崧，清之唐宗海、张骥、曾懿等，举不胜举。尤其在近现代，名噪一时的中医学家，如沈绍九、郑钦安、萧龙友、蒲辅周、冉雪峰、熊寥笙、李重人、任应秋、杜自明、李斯炽、吴棹仙等，均出自川渝巴蜀。如此众多出类拔萃的中医前辈名宿，其医德、医术、医学著述、临床经验、学术思想及治学方法，都是生长、开放在巴蜀这块大地上的瑰丽奇葩，为我国中医药事业的发展增添了光辉篇章，是一份十分值得珍惜、借鉴和弘扬的、独具特色的宝贵民族文化遗产和精神财富。

"自古巴蜀出名医"，何也？

首先，巴蜀"君王众庶"历来重视国学。巴蜀地区历史文化厚重，广汉三星堆、成都金沙遗址等，不断有考古学新发现揭示着本地文化的悠久。西汉之文翁教化为巴蜀带来了中原的儒道文化，使巴蜀文化渐渐融入了中华文化之中。而汉之司马相如、扬雄之文风，又深深体现着巴蜀文化的独特性。巴蜀人看重国学，文风颇盛，即使在清末民国之初，传统文化横遭蹂躏时，巴蜀仍能以"国学"之名将其保留。另外，蜀人喜爱易学，宋朝理学家程颐就说"易学在蜀"，体现出易学是巴蜀文化的重要特征。"医易同源"，易学在巴蜀的盛行，使巴蜀中医尤易畅晓医理并发挥之。就这样，巴蜀深厚的文化底蕴为生于斯、长于斯的巴蜀中医营造了一块沃土，提供了丰厚的精神濡养。

其次，巴蜀地区中医药资源得天独厚。四川素有"中药之库"的美称。仅药用植物就有5000余种，中药材蕴藏量、道地药材种类、重点药材数量等，均居全国第一位。"工欲善其事，必先利其器"，有了丰富的中药材资源，巴蜀中医就有了充足的"利器"，药物信手拈来，临床疗效卓著，医名自然远扬。

最后，巴蜀名山大川众多，风光旖旎，道学兴盛，道教流派颇多，"仙气"氤氲。鲁迅先生曾谓"中国文化的根柢全在道教"，道学、道教与中华文化的形成有着密切的关系，与中医学更具"血肉联系"。于道而言，史有"十道九医"之说；于中医而言，中医"至道"中有很大部分内容直接源于道，不少名医精通道学，或身为道教中人，典型者如晋代葛洪及唐代孙思邈。巴蜀地区，道缘尤深。且不说汉成帝时，成都严君平著《老子注》和《道德真经指归》，使道家学说系统化，对道学发展影响深远。仅就道教名山而言，"蜀国多仙山"，如四川大邑县鹤鸣山为"道教祖庭"，东汉张道陵于此倡"正一盟威之道"，标志着道教的形成；青城山为道教"第五洞天"，至今前山数十座道教宫观完好保留；

峨眉山为道教"第七洞天",今仍保留有诸多道教建筑。四川这种极为浓厚的道学氛围,洵为名医成长之深厚底蕴。

自古巴蜀出名医,后人本应承继其学,发扬光大。然而,即使距今尚近的现代巴蜀名医,其学术经验的发掘整理现状堪忧。有的名医经验濒于失传;有的以前虽然发表、出版过,但如今难觅其踪;间或有一些得以整理问世,也多由名医门人弟子完成,呈散在性,难保其全面、系统、完善。如现代已故巴蜀名医中,成都李斯炽、重庆熊寥笙、达县龚益斋、大邑叶心清、内江黄济川、三台宋鹭冰等,这些医家,虽有个人专著行世,但一直缺乏一套丛书将其学验进行系统汇总与整理。

此外,现有的名医经验整理专著,多将其学术思想和临床经验分册出版,较少赅于一书,全面反映名医的学术特点。而有些名医在生前喜手录医悟、医论与医方、医案,因未得出版,遂留赠门人弟子,几经辗转,终濒临失传。如20多年前去世的名医彭宪彰,虽有《叶氏医案存真疏注》一书于1984年出版,但此书仅为几万字的注解性专著,只反映了彭老在温病学方面的学术成就。而他利用业余时间,手录的大量临床验案，至今未得到全面发掘整理，近于湮没无闻，遑论出版面世。痛夫！这些乃巴蜀杏林的巨大损失！

吾从小跟名师学中医，于20世纪60年代末参加医疗卫生工作，70年代在成都中医学院毕业留校从事医、教、研工作至今。在此期间，与许多现代巴蜀名医熟识，常受其耳提面命和谆谆教诲。几十年来，深感老前辈们理用俱佳，心法独到，临床卓有良效，遗留资料内容丰富多彩，具有颇高的学术和应用价值，若不善加搜集整理，汇总出版，则有绝薪之危。有鉴于此，我们早冀系统搜集整理出版一套现代已故巴蜀名医丛书，这也是巴蜀乃至全国中医界盼望已久的大事。适逢中国中医药出版社亦有此意愿，不谋而合，颇为相惜。此套丛书的出版幸蒙年逾九旬的巴蜀中医泰斗李克光教授垂青、担纲主审，并得到了国家中医药管理局、四川省中医药管理局、重庆市中医药管理局、四川省中医药科学院、成都中医药大学等的政策支撑，以及重庆金阳等企业的资金支持。尚得到不少名医之后或其门生弟子主动提供文献资料和相关素材之鼎力相助，更因成功申报为四川省社科课题而顺利完成了已故巴蜀现代名医存世资料的搜集、整理研究工作。对此，实感幸甚，诚拜致谢！

恰逢由科技部、国家中医药管理局等 15 个部委主办的"第五届中医药现代化国际科技大会"在成都隆重召开及成都中医药大学 60 年华诞之际，双喜临门，盛事"重庆"，愿以是书为贺，昭显巴蜀中医名家近年来的成果，尤可贻飨同道，不亦快哉！

丛书付梓之际，抚稿窃思，前辈心法得传，于弘扬国医，不无小益，理当欣喜；然仍多名医无继，徒呼奈何！若是丛书克竟告慰先贤，启示后学之功，则多年伏案之苦，亦何如也！

纸牍有尽，余绪不绝，胪陈管见，谨作是叙！并拟小诗以纪之：

巴蜀医名千载扬，济赢获安久擅长；

川渝杏林高耈日，岐黄仁术更辉煌。

丛书主编　马烈光

2016 年 8 月于成都中医药大学

原序

中医妇科治疗学是一门研究治疗妇女疾病的规律的科学。它的产生和发展，与祖国其他各科医学的产生和发展有着密不可分的联系。几千年来，中医学在和妇女疾病做斗争的过程中，针对妇女的病理特点，积累了丰富的临床经验和不少的文献资料，逐渐形成一门专门的医学。

中医学内容丰富，经验宝贵，是医学中的一大宝藏。继承和发扬祖国的医学遗产，更好地为人民的健康服务，为社会主义建设服务，是医药卫生工作者光荣而艰巨的任务。在党的正确领导下，我院妇科教研组主任卓雨农同志和全组同志一道，鼓足干劲，根据卓氏世代治疗妇女疾病的秘传和几十年的临床经验，参考各家的妇科文献资料，以经带、崩漏、癥瘕、妊娠、产后等各种疾病为主要内容，沿用中医理论，加以综合整理，编写成这本《中医妇科治疗学》，希望能交流经验，在保护妇女健康方面有所贡献。

本书分上下两篇，共计十章，论述比较精确系统，内容丰富，对妇科疾病的病理、治法都做了探讨，选方用药也体现了简便有效的精神。这本书对于我们学习中医妇科学和临床实践，都有很大的帮助。

李斯炽

成都中医学院院长

1961 年春节

内容提要

　　卓雨农（1906—1963），著名中医妇科专家。四川成都人，出身于中医世家，自幼随父学医，精研内、妇、儿各科，尤以妇科见长，善治月经不调、不孕等病。提出了"妇人疾病本冲、任二脉，责之肝、脾、肾三经，并以调气血，和脾胃，养肝肾"之观点。

　　本书作为《巴蜀名医遗珍系列丛书》之一，是卓老世代家传和个人一生妇科临床经验的结晶。全书论述精确系统，内容精炼实用。处方用药除选用疗效显著的古今名方外，更收录了卓老自创自制的临床经验用方150余首，其中多有匠心独运之处，临床应用亦有卓越疗效，非常珍贵。

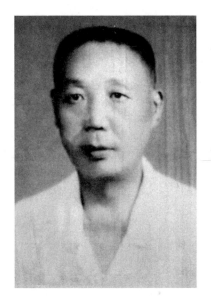

卓雨农（1906-1963）

目录

上篇　总论

第一章　妇科学的定义和范围

妇科学是研究妇女生理病理、诊断治疗的专门学科。由于妇女的生理特点，在某些病理变化上也有它的特殊性，如经、带、癥瘕等生殖系统的疾病，以及妊娠、产后的一些特殊病变，都是妇女易患的疾病。因此，在治疗和预防方面，就有专门研究的必要。研究的范围，根据历代文献记载，大都分调经、种子、崩漏、带下、胎前、临产、产后、杂病等项目，概括起来，不外经、带、胎、产四个方面，所以，研究妇科学，应以经、带、胎、产、癥瘕等常见疾病的预防和治疗为主要内容，使之更好地为妇女健康服务。

妇女除了同男子一样参加国家建设之外，还担负着繁衍种族的责任。有了健康的母亲，才能有强壮的子女。因此，研究妇科学是关系着国富民强的问题，意义非常重大。在旧社会里，妇女受着重重压迫，自然说不上重视身体健康。尤其是广大的劳动妇女，患了疾病却得不到治疗，以致造成痛苦和死亡。新中国成立以后，妇女不仅从重重压迫下解放出来，参加了各项社会主义建设工作，在政治上、经济上都获得了与男子平等的地位，而且党和政府还采取了许多措施来保障妇女的健康，这与旧社会妇女的处境形成鲜明的对比。因此，进一步研究妇科治疗学，普及医学知识，提高医疗效果，解除妇女的疾病威胁，保护妇女的身体健康，发挥妇女的积极性，使其更好地为社会主义建设服务，就成为我们医务工作者一项庄严的任务。

数千年来，中医学在妇科方面积累了丰富的经验，很多有效的医疗方法都是从劳动人民和疾病做斗争的实践经验中总结出来的。中医妇科

巴蜀名医遗珍系列丛书

学虽是一项专门学科，但不是孤立的，它与其他医学，特别是中医内科学有着密切的联系，如伤寒、温病、虚劳等证，均能引起妇科疾病，而月经、妊娠或产后等妇科病也可导致其他不属于妇科范围的一些病变。因此，研究妇科，不但需要具备妇科专门知识，而且应该善于运用其他各科医学知识进行参照研究，才能使辨病与辨证更好地结合起来。

第二章　中医妇科学的发展概况

中医妇科学是中医学的组成部分之一，有着悠久的历史，数千年来，在我国妇女的保健事业中起了很大的作用。

中医妇科学起源于何时？我们现在还缺乏可靠的资料以资稽考，本篇只能根据有了文字记载以后的发展情况，做一些概括的介绍。

我国有关妇女疾病的资料，远在公元前十一世纪的殷代甲骨文卜辞中就有记载，如殷墟出土的甲骨文有"贞：子母其毓不死"的话，就是占卜孕妇和胎儿吉凶的卜辞。在妇科药物方面，《山海经》中就有"鹠幼鸟，食之宜子"（《中山经》）及"菁蓉，食之使人无子"（《西山经》）的记载。虽然有些药品现在已无从查考，但从文献中看来，当时已经发现影响妇女生育的药物了。到了周朝初年，民间就注意妇科常用药物的采集，如《诗经》中的"东门之墠，茹蘆在阪"，"中谷有蓷，暵其干矣"。茹蘆就是茜草，蓷就是益母草。说明那时候的广大群众已经有许多关于妇科用药的知识。

《内经》是现存最早的一部中医学经典著作，它总结了秦汉以前丰富的医学经验，记载了不孕、不月、子喑、血枯、白淫、瘕聚、肠覃、石瘕等妇科病名和疾病成因，以及妊娠的诊断方法和治疗原则，阐述了女子发育和衰老的生理变化过程，并且记载了第一个中医妇科方剂——四乌贼骨一蘆茹丸。

《史记·扁鹊仓公列传》载："扁鹊名闻天下，过邯郸，闻贵妇人，即为带下医。"带下是指妇女一般疾病，带下医就是治疗妇科疾病的医生。《隋志》载《素问女胎》及《黄帝养胎经》二书，专论妇女疾病，可惜书已散佚。

中医学在没有分科以前，关于妇科方面的知识都包括在内科范围内。到了汉代，妇科学有了进一步的发展。根据《汉书·艺文志》和《隋书·经籍志》记载，妇科学的专门著述，有《张仲景疗妇人方》《妇人婴儿方》《范氏疗妇人方》《徐文伯疗妇人瘕)》《疗妇人产后杂方》等，可惜原书多已散佚。在现存的文献中，专篇论述妇科的，要数汉代张仲景的《金匮要略》为最早。《金匮要略》除论述内科杂病外，更专列有妇人妊娠、产后、杂病等三篇，为后世治疗和研究妇科病树立了典范，并奠定了系统的理论基础。与张仲景几乎同时代的医学家华佗对妇科也有研究。《后汉书》记载他治疗双胎难产的病例，"李将军者，妻病，呼佗视脉，佗曰……是两胎，先生者去血多，故后儿不得出也……妇因欲产而不通，佗曰：死胎枯燥，势不自生。使人探之，果得死胎。……佗之绝技，皆此类也。"

从两晋至隋朝，我国的妇科理论和治疗方法有了进一步的发展。晋代王叔和在《内经》理论的基础上，结合他的临床经验，对妇女生理现象做了进一步的阐述。他认为，有的妇女的月经并非一月一行，也未发现病变。他在《脉经》中说，经水三月一行叫居经，一年一次的叫避年；并详述了经水不利的脉象和五崩症状。

南齐褚澄著有《褚氏遗书》一卷，其内容详于求嗣，创立了许多种子方药。他认为，治疗妇女病应注意病人的心理状态和客观环境，给后世一定的启发。北齐徐之才有《逐月养胎法》一卷，对胎儿逐月的发育叙述甚详，对孕妇卫生的记载亦较完备。现在看来，仍有一定价值。

隋代巢元方撰述《诸病源候论》五十卷，其中列妇人病八卷。前四卷论妇女的月经、白带、乳疾等病，后四卷论述产科病证，这对《金匮要略》的三十六病做了初步阐发，从而丰富了妇科学的内容，成为当时研究妇科的理论专著。

唐、宋两代在医学制度上进行了一些改革。唐代设立太医署，有了比较完备的医科学校；宋代设立校正医书局，对许多文献做了考证。中医学在这一时期得到蓬勃的发展，妇科学也随着得到提高。唐代孙思邈对妇婴健康很重视，他著有《备急千金要方》三十卷，把妇产科一门列为首卷，广泛而细致地研究了妇科疾病的特点，有不少精辟的见解。他强调生育是自然的生理现象，产时如发生心理恐慌，反而造成难产。这种见解是很正确的。

王焘的《外台秘要》在妇科方面更有阐发，如论子痫、横产、胎衣不下诸证，均较《备急千金要方》叙述详细。他在收集当代诸家和《金匮要略》等遗而未载的方剂时，把妇科用方也搜入进去。因此，一部分妇科方剂得以保留到现在。

公元853年至858年期间，昝殷所著的《经效产宝》成为我国现存的第一部产科专书。书分三卷，计四十一门，二百六十余方，对每类证型都首列短论，后列药方，论述精当中肯，足为后世法则。

到了宋代，根据《元丰备对》所载，宋太医局设九科，分大方脉、风科、小方脉、眼科、疮肿兼折疡、产科、口齿兼咽喉科、针灸科、金镞兼书禁科，学生定额三百人。那时已把产科列为独立的专科。当时很多医生，如张锐、李师圣、郭稽中、杨子建、陈自明等都以妇科著名。宋代的妇科专书如雨后春笋，超越前代。其中有价值的如无名氏的《产宝诸方》、李师圣的《产论》、郭稽中的《产育保庆集》、朱端章的《产科备要》等，都是继承前人经验，结合自己心得写成的。薛仲昂撰的《坤元是保》三卷，载二百零八方，陆以湉对该书做了"不乏精要之论，易简之方"的评价。其他如齐仲甫的《女科百问》、杨子建的《十产论》，都是综合妇科临床经验而写成的。尤其是《十产论》，其中记载了转正胎位的各种方法，说明九百年前，我国产科手术便已有相当成就。此外，薛古愚的《秘传万全方》、陆子正的《胎产经验方》等，对我们研究妇科学都有很大的帮助。

以上各家著述多偏于胎产方面，而妇女的其他疾病都包括在大方脉之内。迄至公元1137年，陈自明的《妇人良方大全》问世，才概括了全科。其书共二十四卷，二百六十余论，分调经、众疾、求嗣、胎教、候胎、妊娠疾病、坐月、难产、产后、疮疡等十门，每门都有论有方，还附有很多治疗医案。清代《四库全书提要》曾给以"自明采摭诸家，提纲挈领，于妇科证治，详悉无遗"的评价。此书直到现在还有一定的参考价值。宋代的一般医学书籍，如《圣惠方》《圣济总录》《本事方》《三因方》《济生方》等，都有妇科的专论。由此可见，妇科学在宋代有了很大的发展。

金元四大家李东垣、刘完素、朱丹溪、张从正等，继承了唐宋医学，对妇科都有研究。但是由于他们所处的地区各异，接触的对象不同，所以对于妇科学说就有不同的阐发和专长。他们的主要功绩就是把三痼、五伤、七害、九痛、十二症等三十六病自内科中划分出来，别立专论，提出以补气血、养脾胃为主的治法。在这四大家里，对妇科贡献较多的当推朱丹溪。《格致余论》中载有受胎、难产、正产、胎自坠等论，分析颇详，并制定了治疗难产的有效方剂大达生散。当时的妇科专书有冀致君的《产乳备要》和朱丹溪的《产宝百问》等。元代又设立了妇人杂病科和产科。中医的妇科学从此自内科中分出，成为独立的专科了。

明代万密斋的《广嗣纪要》、张景岳的《妇人规》、薛立斋的《女科撮要》等书，对妇科各证都有阐发。王肯堂的《证治准绳》采纳了明代以前的各家学说，加以整理发挥，成为一部内容丰富、论理清晰、极有价值的妇科文献。此后，武之望的《济阴纲目》亦属条理分明，易于阅读，可供研究的妇科书籍。

到了清代，将妇人杂病科和产科合并为妇人科，统称女科，一切经、带、胎、产等有关妇人的疾病都全部合并，独立成科。当时的著作中，首推《傅青主女科》，全书分带下、血崩、鬼胎、调经、种子、妊娠、小产、难产、正产、产后十大类。傅青主还著有《产后篇》一书，论述精详，把中医妇科学向前大大推进了一步。《医宗金鉴》总结了清代以前妇科方面的成就，列有《妇科心法要诀》专篇，简切实用，是当时的妇科教材。肖慎斋的《女科经纶》、沈尧封的《女科辑要》、周卓人的《女科辑要》也都精简扼要，各有独到之处。至于专论胎产的书籍，则有亟斋居士的《达生篇》、唐桐园的《大生要旨》、阎纯玺的《胎产心法》、张曜孙的《产孕集》和《叶天士女科》等。这些书篇，论述清晰、详尽，颇有参考价值。

总的说来，中医妇科学从两汉以至明清，历代都有发展。说明祖国的妇科医学，在与疾病做斗争和保障妇女健康方面做出了卓越的贡献。但是，在由于当时封建统治阶级对妇科医学的极不重视，以及时代的局限性，所以，其发展受到阻碍，影响了进一步的提高。

在半封建半殖民地的旧中国，中医学备受摧残，国民政府企图在全国范围内明令取缔中医，激起了中医界人士和广大群众的愤怒和抗议，国民政府才被迫收回成命。在这一时期的妇科著作，如张山雷的《沈氏女科辑要笺正》、王慎轩的《女科医学实验录》、张锡纯的《医学衷中参西录》中的妇科部分，都有独到的见解。

新中国成立以来，党和政府极为重视中医学，在党的中医政策的正确指导下，中医妇科学和整个中医学一样，已经有了史无前例的新发展。对妇科的肿瘤、子宫出血、异位妊娠等疾病，采取中西医结合的治疗方法已获得显著成绩。党和政府特别重视和保护妇女婴儿的健康，培训了大量新法接生人员，使危害妇女和新生儿的最严重疾病产褥感染和新生儿破伤风的发病率和死亡率大大下降。

我们有责任对医学宝藏之一的中医妇科学加以继承发扬，总结提高，使之更好地为妇女健康、为社会主义建设服务，这是我们医务工作者的光荣任务。

第三章　气血、脏腑、经脉与妇女生理的关系

妇女的生理特点主要表现在经、带、胎、产、乳等方面。维持这些生理功能，又有赖于气血充沛，脏腑安和，经脉畅通。其中尤以肾气和冲任二脉为最重要。《素问·上古天真论》说："女子七岁，肾气盛，齿更发长；二七而天癸至，任脉通，太冲脉盛，月事以时下，故有子；三七肾气平均，故真牙生而长；四七筋骨坚，发长极，身体盛壮；五七阳明脉衰，面始焦，发始堕；六七三阳脉衰于上，面皆焦，发始白；七七任脉虚，太冲脉衰少，天癸竭，地道不通，故形坏而无子也。"这段记载，系统地叙述了女子的生理发育过程，并说明女子生殖机能的成长和衰退决定于肾气、冲任的盛衰。可见，肾气、冲任直接关系着妇女的月经和胎产等生理功能。而肾气、冲任的盛衰又与气血、脏腑、经脉有直接关系。因此，研究妇女生理，必须以脏腑、经络、气血为核心，探讨月经、胎产等正常生理功能、病理变化与脏腑、经络、气血的关系。其中尤以肾、肝、脾、胃和冲任二脉在妇女生理上具有重要作用。

人体以脏腑经络为本，以气血为用。妇女的月经、胎孕、产育、哺乳等，都是脏腑、经络、气血化生作用的表现。

一、气血

月经的主要成分是血，血是产生月经的物质基础。而血的生化、运行、统摄依赖于气。血是水谷精微通过气的作用变化而成。《灵枢·决气》说："中焦受气取汁，变化而赤，是谓血。"可见，血要赖气来生化。血在脉中，又需要气来推动，才能运行不息，营养全身。从妇女生理特

点来说，血要气的推动才能到达血海，注于胞宫，产生月经。同时，赖气的统摄，月经才能按时来潮，不致过多过少。而气又需要血的营养，才能发挥温煦脏腑的正常功能。由此可见，血是物质基础，气是动力，气血是相互为用，不可分割的。

二、脏腑

气血来源于脏腑，五脏之中，心生血，肝藏血，脾统血，肺主气，肾藏精，为气血生化之源。其中肾、肝、脾、胃与妇女生理特点的关系尤为密切。

肾主藏精，肾气旺盛则精充血足，天癸至，任通冲盛，月事以时下。说明肾气是直接关系到妇女生长发育和生殖机能的根本。

肝藏血，主疏泄，有储存血液、调节血量的作用。妇女月经正常与否，与肝的藏血和疏泄功能有关。肝气条达，经脉畅通，则月经胎产正常。

脾主运化，输送精微上注于心肺而化为血，为血液生化之源。脾又统血，在产生月经的机制上，起着生化统摄的重要作用。

胃与脾有密切联系，胃主受纳，脾司运化，共同担负消化吸收的任务，均为气血生化的源泉。《素问·玉机真脏论》说："五脏者，皆禀气于胃。胃者，五脏之本也。"胃的经脉下行，与冲脉交会于"气冲"穴，故有"冲脉隶于阳明"，"谷气盛则血海满"的说法。胃的经脉沿乳中线下行，故乳房属胃。胃气的强弱与乳汁多少亦有关联。

三、经络

人体有十二经脉、奇经八脉、十五别络、经筋等。与妇女生理密切相关的，是冲、任、督、带四脉，其中冲任二脉尤为重要。

冲任督带四脉，是奇经八脉的重要组成部分，与十二经脉联系密切，直接关系着生殖机能的正常与否。因此，对妇女生理、病理、诊断、治疗的分析探讨，四脉是重要的一环。

冲脉，为总领诸经气血之要冲，通受十二经的气血，故有"五脏六腑之海""血海"等名称。冲脉起于胞中，沿会阴上行与任脉会于咽喉，络于唇口。冲脉与全身经脉有广泛的联系，故称为太冲脉。女子发育成熟后，脏腑气血充盛，血海满盈，下注胞宫成为月经。冲脉有了病变，表现为气从少腹上冲、腹中胀急疼痛、疝瘕遗尿、女子不孕等。

任脉，有妊养之义，因三阴经均会于任脉的曲骨、中冲、关元穴，精血津液都属任脉总司，故称"任脉任一身之阴""任为阴脉之海""任为妇人生养之本"。其经脉亦起于胞中，出会阴，循行于胸腹正中线，上至面部，与胃脉交于承泣穴。因任脉主一身之阴，又与胞宫相联属，故任脉之气通，能促成月经和胎孕。王冰说"冲为血海，任主胞胎，二脉相资，故能有子"，更具体提出了冲任二脉的生理功能。任脉有了病变，则男子内结七疝，女子带下瘕聚。冲任二脉通盛，固然是产生月经的主要条件，但要保持月经正常，又与督带二脉相关。

督脉有总督的含义，手足三阳经皆会于督脉的大椎穴，故有督脉总督诸阳的说法。督脉为阳脉之海，与任冲同出于会阴。督脉行身之后，主一身之阳，任脉行身之前，主一身之阴，两脉至唇口会于龈交穴。任督二脉循环往复，维持阴阳平衡，使气血通畅，从而保证月经正常来潮。督脉有了病变，主要表现为脊柱强直、角弓反张等。

带脉围腰一周，起于季肋，止于季肋，约束全身经脉。冲任督三脉均有经脉与之相通，受它约束。张子和说："督冲任三脉同源而异行，皆属于带脉，带犹束带。"带脉为病，表现为腹部胀满、腰溶溶如坐水中、带下等病。

综如上述，可以看出，气血、脏腑和经络的生理功能与妇女经、带、胎、产、乳有着密切的关系。气血是经孕产乳的物质基础，脏腑是气血生化之源，经络是气血通行的道路。脏腑安和，气血旺盛，经脉畅通，则经孕产乳自然正常；反之，如果某种病因导致气血不调，脏腑功能失常，冲任二脉损伤，势必影响妇女正常生理而产生妇科疾病。因此，研究妇科学，必须了解脏腑、气血、冲任在妇女月经、胎产方面的重要作用，才能在错综复杂的病变中审证求因，辨证论治。

第四章　妇科疾病的治疗原则

妇科疾病的治疗原则和中医学的其他各科一样，从整体出发，根据辨证论治的精神，着重调整和恢复全身机能。因此，必须运用四诊、八纲，仔细诊察形、气、色、脉，结合气候、季节、地区、饮食、起居、性情、旧病等，追寻起病原因，分清寒热虚实、气血痰郁，然后确定治疗方法。妇女由于其生理特点的关系，感情容易激动，往往引起气血不调、脾胃失和、肝肾亏虚、冲任损伤等现象，进而导致经、带、胎、产等疾病。所以，在临床上，除辨证施治外，还须注意以下治疗方法：

一、调气血

妇女以血为本。汪石山说："妇人属阴，以血为本，但人肖天地，阴常不足，妇人加有哺乳、月经之耗，是以妇人血病者多。"但气为血帅，朱丹溪说："血为气之配，气热则热，气寒则寒，气升则升，气降则降，气凝则凝，气滞则滞，气清则清，气浊则浊。"指出血的运行有赖于气的主持和推动。唐容川说"运血者气也，守气者血也，气病则血不能独行，血病则气不能独化"，就是血和气互相依存，不可分离的很好说明。妇科病虽然以伤血为主，但血病必连及气。也有一些疾病是气病连及血的，如气滞引起的痛经、经少、经闭等。因此，治疗妇科疾病，首先着重调气血，气血调匀，则诸脏安和，经脉通畅，胎产经带等疾病就可痊愈。即使需用清凉、攻下诸法，也应注意不要伤及气血，才能收到良好的效果。

二、和脾胃

脾胃是后天之本，生化之源。胃主受纳和腐熟水谷；脾主运化水谷，敷布精液。水谷入胃，通过腐熟运化，才能上奉于心而生血。《素问·经脉别论》说："食气入胃，浊气归心，淫精于脉……饮入于胃，游溢精气，上输于脾。"《灵枢·决气》说："中焦受气取汁，变化而赤，是谓血。"都明确指出脾胃的重大作用。《素问·阴阳别论》说："二阳之病发心脾，有不得隐曲，女子不月。"说明由于情志不舒，影响脾胃，不能受纳、腐熟、运化、敷布、受气取汁，变化而赤，于是心无所生，肝无所藏，冲任无血以荣，就必然发经、带、胎、产等疾病。所以，薛立斋说："血者，水谷之精气也，和调五脏，洒陈六腑，在男子则化为精，在妇人则上为乳汁，下为月水，故虽心主血，肝藏血，亦皆统摄于脾，补脾和胃，血自生矣。"这就把脾胃在妇科上的重要性说得很透彻了。和脾胃正是为了调气血，可见和脾胃是治疗妇科病的重要一环。尤其是老年妇女，经断以后，肾气衰弱，气血俱虚，全赖水谷滋养，此时补脾胃以资化源，就更为重要。

三、养肝肾

肝为藏血之脏，性喜条达。如情志愉悦舒畅，肝气冲和，则血脉流通，经血正常。反之，木郁不达，化而成火，发而为怒，则血横溢，甚或内灼津液，成为血枯。肾藏精而系胞，通诸经之血，为冲任之本。肾为肝之母，主闭藏；肝为肾之子，主疏泄。两者一开一阖，同处下焦，互相依存，互相制约。因此，在临床上，往往肝肾并称。《傅青主女科》说："夫经水出诸肾，而肝为肾之子，肝郁则肾亦郁矣，肾郁而气必不宣，前后之或断或续，正肾之或通或闭耳。"说明了肝肾相互为用的道理。而肝肾经脉所过之处，又与冲任有密切关系。冲脉起于气街，并少阴之经，挟脐上行；肝经之脉，起于足大趾之端，上循足趾上廉，上腘内廉，循股阴，入毛中，过阴器，抵小腹，上行至颠顶与冲任之脉并行。所以，古人有"八脉隶于肝肾"的说法。妇科疾病多为冲任损伤，冲任损伤将影响肝肾，肝肾有了病变，亦可影响冲任。临床常见的妇科病，如经闭、崩漏、带下、滑胎等，既由于冲任损伤，又和肝肾失养有关。因此，在治疗时，常常从肝肾入手，治肝肾即是治冲任。肝肾得养，则冲任的功能自然恢复。故养肝肾也是治疗妇科疾病的原则之一。

下篇 | 各论

第五章　月经疾病

　　根据女子生理发育和衰老的规律，到了十四岁左右，任脉通，太冲脉盛，月经就按时来潮，一直到四十九岁左右，冲任虚衰，天癸枯竭，月经就不再来潮。这说明妇女在一定的年龄内，除生理上的特殊情况（妊娠和哺乳期）外，都有月经。正常的月经，每月一次，经常不变，所以称为"月经"。月经周期是一定的，一般为28天（有的稍有出入），如在22天以后，34天以内按期来潮，经常如此，并无其他的特殊感觉，亦属正常月经，如果超出这个范围，或有特殊不适，那就是异常了。异常的月经，有生理特殊和病理变化两种。如古书中载有月经两月一行的叫"并月"，三月一行的称"居经"，一年一行的为"避年"，还有终身不来月经而能受孕的叫"暗经"，受孕后仍按月行经的叫"激经"，这些都属于生理上的特殊现象，不是月经疾病；如果经期超前退后，过多过少，或时先时后，乍多乍少，以及经行腹痛，经闭不行，崩中漏下等，均属于病理变化的月经异常，也就是月经疾病。

　　导致月经病的原因很多，归纳起来，不外三种，即内因、外因和不内外因。内因就是七情内伤，致使月经不调。《女科撮要》说："故心脾平和则经候如常，苟或七情内伤，则月经不调矣。"说明精神因素可以导致月经不调。《内经》说："脾统血，肝藏血。"恚怒伤肝，忧思伤脾，由于七情刺激，肝脾损伤，引起月经不调。

　　外因是指六淫侵袭。陈自明的《校注妇人良方》说："妇人月水不调，乃风邪乘虚客于胞中，而伤冲任之脉。"《女科经纶》引王子亨曰：

"若寒温乖适，经脉则虚，如有风冷，虚则乘之，邪搏于血，或寒或温，寒则血结，温则血消，故月水乍多乍少，为不调也。"可见，起居不慎，寒温失宜，亦可导致月经疾病。

不内外因是指饮食不节，劳倦过度，以及房室不慎等。沈金鳌《妇科玉尺》说："亦有因饮食停滞，致伤脾胃者。"张景岳《妇人规》说："又或为欲不谨，强弱相凌，以致冲任不守者，亦复不少。"这些不内外因也能引起月经疾病。

总的说来，无论哪种原因所引起的月经疾病，临床都应详细辨证，才能得到正确的诊断和治疗。

月经疾病的诊断，仍不外运用四诊八纲的辨证方法。除根据月经的期、量、色、质等特点外，还必须参合全身症状，辨别寒热虚实。从经期来说，月经先期，多属热属实，后期多属寒属虚，先后无定期多为肝气郁结，但也不是绝对的，临床时仍需详细辨别。在色量方面，一般以量多而质浓的属实，色淡量多属气血俱虚，色黑质薄或如黑豆汁的属虚寒，色紫赤、鲜红或紫黑的属热，色淡红而量少的属血虚，色淡质黏的属痰湿，凝结成块的属气滞或血瘀，如瘀块色黯黑兼见寒证的属寒凝，瘀块明显而紫黑兼见热证的属热结。这里仅举其大概，详细的诊断将在各病中讨论。

处理月经疾病，首先着重预防。平时应注意饮食起居，做到节饮食，适寒温，调节喜怒忧思，避免情绪影响，特别是在月经期中更要注意调护。陈自明《校注妇人良方》说："若遇经行，最宜谨慎，否则与产后证相类。若被惊恐劳役，则血气错乱，经脉不行，多致痨瘵等疾；若逆于头面肢体之间，则重痛不宁；若怒气伤肝，则头晕胁痛呕血，而瘭病疮疡；若经血内渗，则窍穴淋沥无已。"指出忽视经期卫生所产生的后果。这种以预防为主的精神，是值得我们取法的。如不慎而发生了月经疾病，又当详审病情，分清寒、热、虚、实，从而辨证施治。

第一节　月经不调

正常的月经周期为 28 天左右，也就是一月一次。月经不调，是指月经周期及月经量、色、质等发生异常的现象。表现在临床症状上，有月经先期、月经后期、月经先后无定期、月经过多、月经过少和倒经等类型。一般中医书籍多以先期为热，后期为寒，过多为有余，过少为不足。其实先期亦有属寒的，后期也有属热的，过多也有属虚的，过少也有属实的。必须结合全身症状，以及月经的色、质、量等仔细分辨，切忌偏执一见，贻误病机。正如程钟龄《医学心悟》说："假如脏腑空虚，经水淋沥不断，频频数见，岂可便断为热；又如内热血枯，经脉迟滞不来，岂可便断为寒。必须察其兼症，如果脉数内热，唇焦口燥，畏热喜凉，斯为有热；如果脉迟腹冷，唇淡口和，喜热畏寒，斯为有寒。……再问其经来血多色鲜者，血有余也，血少色淡者，血不足也。"这简要地说明了不能单凭经期的先后、血量的多少分别寒热虚实，还必须结合全身症状，才能做出正确的诊断。

治疗月经不调，应以调经为主，施治的方法，则因证而异。肖慎斋《女科经纶》说："妇人有先病而后致经不调者，有因经不调而后生诸病者。如先因病而后经不调，当先治病，病去则经自调，若因经不调而后生病，当先调经，经调则病自除。"这就提出了治疗月经不调的原则。

一、月经先期

【概述】

正常的月经，大约三旬一至，和农历一个月的时间差不多。不到期而月经来潮（不满 22 天即来，并伴有其他不适的症状），就称为月经先期，又称为经水先期、经早。但也有偶然先期而来，并无其他伴发症状，则不应当作月经先期处理。张景岳在《妇人规》中说："所谓经早者，当以每月大概论……勿以素多不调，而偶见先期者为早。"这确属经验之谈。

月经先期的原因，归纳起来，有属于血热，有属于气虚，有属于气滞肝郁，有属于瘀血。《女科经纶》引王子亨语说："阳太过则先期而至。"朱丹溪《丹溪心法·妇人门》也认为"经水不及期而来者，血热也"，这是属于血热的月经先期。《傅青主女科》说："先期而来多者，火热而水有余也，先期而来少者，火热而水不足也。"这是从月经先期的经量多少来分实热虚热的。张景岳《妇人规》说："若脉证无火而经早不及期者，乃心脾气虚不能固摄而然。"是指因气虚不能摄血，以致月经不及期而早下。薛立斋《女科撮要》说："……若先期而至者，有因脾经血燥，有因脾经郁滞，有因肝经怒火。"是指由于肝脾郁滞而引起的月经先期。此外，亦有气滞血瘀而月经先期者。在临床上，必须详辨寒热虚实，分别论治。

【辨证论治】

月经先期的病因不同，所表现的症状也就各异，临床上必须根据四诊八纲辨证论治。《妇人规》说："所谓经早者，当以每月大概论；所谓血热者，当以通身藏象论。勿以素多不调而偶见先期者为早，勿以脉证无火而单以经早者为热。"这些记载，确实属于月经先期的辨证要点。要达到治疗目的，首先要诊断正确，才能施治无误。因此，辨清疾病的属性是治疗上的关键问题。同时还必须注意兼证，细心观察，辨清主次，权衡轻重，进行恰当的处理。这就是辨证论治的特点。《妇人规》说："……然先期而至，虽曰有火，若虚而挟火，则所重在虚，当以养营安血为主。矧亦有无火而先期者，则或补中气，或固命门，皆不宜过用寒凉也。"指出月经超前虽然属热，如系虚而夹热，则治疗的重点就应放在补虚方面；如果症状没有热证的表现，就应用补气摄血的方法。只要有虚象存在，无论有热无热，均不宜过用寒凉药物。这是治疗月经先期的重要原则。因此，临证时应结合病人的全身症状，找出致病的根本原因，然后立法遣方。属于血热的，宜清热凉血，兼见虚象的，宜养阴清热；属于气滞的，宜理气宣络；兼肝郁的，宜舒肝解郁；属于血瘀的，宜行血逐瘀；属于气虚的，宜补气益血；如虚而兼寒，宜温经补虚。此外，还需辨别是否夹痰夹湿，以及感受风寒等，分清标本缓急，随证施治。

临床常见的月经先期，有血热、气虚、气滞、血瘀等四种类型。

1. 血热型

症状：月经先期量多，经色紫，时夹血块；面红，口渴喜凉饮；舌质红或绛，唇赤，苔黄燥，甚则口舌糜烂，脉弦数。

治法：清热凉血。

方药：加减清经汤（自制方）。

丹参 9g　地骨皮 15g　白芍 9g　生地黄 9g　黄柏 6g　知母 9g
玄参 9g

服法：水煎，温服。

兼证：

（1）如经量过多色紫，宜清热止血，清热固经汤（自制方）主之。

生地黄 15g　白芍 9g　黄柏 6g　知母 6g　黄连 3g　阿胶（化冲）9g　艾叶 6g　甘草 3g　益母草 12g　丹参 9g

水煎，温服。

（2）血热而虚：经色红量少无凝块，潮热，头晕，心烦，舌淡红，苔薄黄少津，脉细数。宜滋阴清热，两地汤（《傅青主女科》）主之。

大生地 30g　玄参 30g　白芍 15g　地骨皮 9g　阿胶 9g（化后冲服）　麦冬 15g

水煎，温服。

2. 气虚型

症状： 月经超前，色初淡后红，量不太多，时或凝块；头晕神疲气短；舌淡，苔白润，脉虚缓。

治法： 补气健脾，养血调经。

方药： 加味四君子汤（自制方）。

党参 15g　白术 9g　茯苓 9g　甘草 6g　秦归 6g　酒芍 6g

服法： 水煎，空腹，温服。

加减法： 经量过多者，加黄芪 15g，乌贼骨 24g。

兼证：

（1）如兼见心悸气短，有下坠感，经量多，色红，质清稀者，又宜补脾扶气，宁心安神，用归脾汤（《济生方》）。

党参 15g　白术 9g　茯苓 9g　秦归 6g　黄芪 15g　酸枣仁 12g　远志 6g　桂圆肉 12g　炙甘草 6g　木香 6g

腹痛者，加小茴香 3g；心悸甚者，加柏子仁 9g，五味子 9g。

（2）气虚兼寒：经色暗红，甚或色黑质薄；腹痛觉冷喜按，得热则减。宜补气温经。加味八珍汤（张兰田方，河北省卫生工作者协会主编《妇科病中医治疗法》）主之。

秦归 9g　川芎 6g　白芍 9g　熟地黄 9g　党参 9g　陈皮 6g　香附 12g　白术 9g　延胡索 6g　小茴香 4.5g　杜仲 9g　肉桂 1.5g　茯苓 9g　炙甘草 3g

水煎，温服。

（3）气虚偏热：经色红而量多；时有潮热，头晕心悸；苔黄微干，舌红，脉细数无力。宜扶气清热，用养阴益气汤（自制方）。

泡参 15g　丹参 9g　地骨皮 15g　白芍 12g　黄柏 6g　麦冬 12g　五味子 3g

水煎服。

3. 气滞型

症状： 经行先期，虽行而不畅，或夹有血块；少腹胀痛，胀甚于痛，或连及胁肋，精神抑郁；苔薄白，舌质正常或略红，脉弦涩。

治法： 理气和血。

方药： 加减乌药汤（自制方）。

乌药 9g　砂仁 2.4g　延胡索 6g　木香 4.5g　槟榔 3g　当归 9g　白芍 9g　甘草 3g

服法： 水煎，温服。

加减法： 不夹血块者，去延胡索；血行不畅者，加川芎 6g。

气滞多有下面两种情况：

（1）肝郁脾虚的经行量多色红，两胁胀痛，心烦梦多，苔白或微黄，脉弦。宜平肝补脾，行气舒郁，加减逍遥散（自制方）主之。

牡丹皮 6g　山栀子 6g　柴胡 6g　秦归 6g　白芍 6g　白术 9g　茯神 9g　香附 9g　泽兰 9g

水煎，微温服。

头晕发热者，去当归，加益母草 9g。

（2）肝郁血热的经行量少色红，潮热自汗，头晕心烦；舌红苔黄，脉弦细。宜平肝解郁，佐以清热，清肝达郁汤（《医醇賸义》）主之。

银柴胡 4.5g　当归 9g　赤芍 9g　赤苓 9g　牡丹皮 6g　焦山栀 9g　橘叶 6g　滁菊花 9g　橘白 3g　薄荷叶 1.5g　炙甘草 6g

水煎，微温服。

汗多者，去薄荷，加泡参 12g，鳖甲 9g。

4. 血瘀型

症状：月经先期，经色紫，质稠黏，中夹血块，腹痛拒按；舌质淡红，或略带紫色，苔黄而干，脉沉涩有力。

治法：行血逐瘀，佐以清热。

方药：桃红四物汤（张香南方，河北省卫生工作者协会主编《妇科病中医治疗法》）。

生地黄 12g　归尾 9g　赤芍 9g　川芎 6g　桃仁 6g　红花 6g　牡丹皮 9g　五灵脂 9g

服法：水煎，空腹服。

兼证：血瘀偏寒，症见经色黑有块，少腹冷痛，得热稍轻；苔白润，脉沉紧。治宜温经导滞。加味牛膝逐瘀散（自制方）主之。

牛膝 9g　桂心 6g　赤芍 6g　桃仁 6g　当归 6g　木香 6g　川芎 3g　焦艾 9g

水煎，温服。

二、月经后期

【概述】

月经后期，又称为经迟，是指月经过期七八日，甚至延迟至十余日始来，并伴有全身不适或其他症状的一种疾病。发生月经后期，有血寒、血热、血虚、血瘀、气郁、痰阻等原因。如经行后期而量少色淡，畏寒喜热的，属于血寒。《妇人规》说："凡血寒者，经必后期而至。血何以寒？亦惟阳气不足，则寒从中生，而生化失期，是即所谓寒也。"如色紫有块，兼见腹痛脉数苔黄，此属血热后期。《妇人规》又说："其有阴火内烁，血本热而亦每过期者，此水亏血少，燥涩而然。"若禀赋不足，身体瘦弱，以致月经不能应期而来的，是为血虚。《丹溪心法》说："过期而至，乃是血虚。"如经血瘀留涩滞，腹痛拒按，则属血瘀。《医宗金鉴·妇科心法要诀》说："经来往后退，日过三旬后者，属血滞……若色紫血多，腹胀痛者，则属气实，血多瘀滞，有余之病也。"此外，也有由于气郁的，《妇科玉尺》说："妇女经不调者，或由诸般气滞也。"《女科经纶》引方约之语："凡妇人病……多是气血郁结，故治以开郁行气为主。"还有由于痰涎阻滞，致经水推后的，《万氏女科》说："……挟痰者，痰涎壅滞，血海之波不流，故有过期而经始行，或数月而经一行。"

从以上这些论述看来，月经后期的原因仍不外寒热虚实，只要临床时具体分析病情，注意兼证，就可做出正确的诊断。

【辨证论治】

月经后期，既有寒热虚实的不同属性，自然就会出现不同的症状。临床上，应根据经量、经色及全身症状，结合舌色和脉象，仔细分辨，才能做出正确的诊断和治疗。《妇人规》说："凡阳气不足，血寒经迟者，色多不鲜，或色见沉黑，或涩滞而少；其脉或微或细，或沉迟弦涩；其脏气形气，必恶寒喜暖，凡此者皆无火之证。"这些记载说明，不能认为后期即为寒证，色紫黑即是有热，必须结合全身情况进行分析。这是辨证极需注意的问题。

1. 血寒型

症状：月经推后，经色黯红或淡红，量不多；面色青白或萎黄，喜热畏寒，形体倦怠，少腹冷痛，得热则减；舌质淡，苔薄白，脉沉迟或细弱。

治法：温经散寒。

方药：温经汤（《和剂局方》）。

党参15g　牛膝6g　当归9g　川芎6g　桂枝6g　牡丹皮6g　甘草6g　芍药9g　莪术6g

服法：水煎，温服。

加减法：经量多者，去牛膝、莪术，加焦艾9g。

兼证：

（1）兼气虚：经色淡，量多，质薄；腰腹或有胀痛，精神不振，大便溏薄，脉迟而虚。宜益气温经，佐以养血，加味十全大补汤（自制方）主之。

党参15g　黄芪15g　肉桂3g　白术9g　茯神9g　秦归6g　川芎3g　白芍9g　熟地黄（砂仁炒）12g　阿胶9g（化冲）　蕲艾6g　炙甘草6g

水煎，温服。

经量过多者，去川芎，加乌贼骨15g。

（2）兼气滞：经色晦暗，量不太多，少腹痛，腰胀，微恶寒，苔白脉迟。宜温寒行滞，调气活血。加减苍莎饮（自制方）主之。

茅苍术 6g　云苓 9g　香附 9g　台乌 6g　炮姜 3g　红泽兰 12g　秦归 6g　川芎 6g　血木通 6g

水煎，温服。

2. 血虚型

症状： 经行后期，色淡量少；身体瘦弱，面色苍白带黄，皮肤干枯，头晕，时有痛感，耳鸣眼花，心悸不眠，腰酸腿软，四肢清冷，大便燥结；舌淡无苔，脉象虚细。

治法： 补血为主，佐以益气。

方药： 归地滋血汤（自制方）。

秦归 12g　熟地黄 9g　鹿角霜 9g　党参 12g　桑寄生 12g　白术 9g　枸杞 9g　山萸肉 9g　香附 9g

服法： 水煎，空腹服。

加减法： 量少色红，时感烦躁者，去鹿角霜、枸杞、山萸肉，加丹参 12g，泽兰 9g。

兼证： 兼气虚，经行量少，精神萎靡，面色淡黄不润；舌淡红，苔薄白，脉沉弱。宜补气益血。八珍汤（《证治准绳》）主之。

党参 12g　白术 12g　茯神 12g　秦归 6g　熟地黄 12g　白芍 6g　川芎 3g　甘草 3g

服法： 水煎，空腹，温服。

3. 血热型

症状： 经行后期，量少色紫黑有块；少腹胀痛，口渴喜饮，心中烦热；苔黄舌绛，脉数。

治法： 凉血清热，佐以滋阴。

方药：滋阴活血汤（自制方）。

当归 6g　白芍 9g　熟地黄 9g　天冬 9g　麦冬 9g　天花粉 9g
红花 3g　桃仁 3g　山栀子 9g

服法：水煎，温服。

加减法：热甚口燥渴者，去当归、熟地黄，加生地黄 9g。

兼证：血热兼阴虚，经量少，色紫红；腹不胀痛，时作潮热，口干燥，手足心发热；苔薄黄少津，舌质红，脉虚数。宜养阴清热，加减一阴煎（自制方）主之。

生地黄 12g　芍药 9g　熟地黄 9g　知母 9g　地骨皮 9g　麦冬9g　炙甘草 1.5g

水煎，空腹服。

潮热甚者，去熟地黄，加重生地黄为 24g，加青蒿 6g，鳖甲 12g。

4. 血瘀型

症状：月经推后，色乌黑有块；腹胀痛拒按，块下痛稍减，腰胀腿酸，舌质紫黯，苔白润，脉沉实。

治法：行血散瘀，佐以理气。

方药：过期饮（《证治准绳》）。

当归 6g　白芍 6g　香附 6g　熟地黄 6g　川芎 3g　红花 2.1g
桃仁泥 2.1g　莪术 6g　木通 6g　肉桂 2.4g　甘草 3g

服法：水煎，食前，温服。

加减法：腹痛剧烈，经行不利者，倍用红花、桃仁、莪术。

兼证：兼气滞，量少色黑有凝块，经期延长；面色不润；苔薄白，脉沉紧或弦涩。宜行气逐瘀，加减牛膝汤（自制方）主之。

土牛膝 9g　归尾 9g　酒丹参 9g　桃仁 9g　香附 9g　台乌 6g

延胡索 9g　檀香 9g

服法：水煎，温服。

5. 气郁型

症状：月经推后，行而不畅，量少，色较正常；经前少腹胀痛，胀甚于痛或连及胸胁，时痛时止；胸脘满闷，时欲嗳气，精神抑郁；舌淡苔白，脉弦涩，或滑而无力。

治法：理气舒郁，佐以活血。

方药：九味香附丸（《济阴纲目》）。

川芎 8g　酒芍 8g　生地黄 8g　陈皮 4.5g（去白）　小茴香 3g（炒）　白术 15g　黄芩 9g　当归 6g　香附 9g

服法：共研细末，醋糊为丸，如梧子大，每服 9g，食前以酒或白开水服下。

兼证：如气郁兼寒，经量正常，色黑，间有血块；腰腹微有胀痛；苔薄白而润，脉沉迟或沉弦。宜散寒调气，佐以活血，加味佛手散（自制方）主之。

当归 9g　川芎 6g　党参 12g　香附 12g　台乌 6g　吴茱萸 6g　桑寄生 12g　延胡索 6g

水煎，温服。

6. 痰湿阻滞型

症状：月经错后，色淡而黏稠；白带甚多；身体肥胖，胸闷脘胀，痰多，胃纳减少；舌淡苔白腻，脉象弦滑。

治法：除湿导痰，佐以行血。

方药：加味二陈汤（《沈氏尊生书》）。

当归 9g　川芎 6g　茯苓 9g　半夏 9g　陈皮 9g　甘草 3g

服法：水煎，温服。

兼证：

（1）兼脾虚：心悸气短，大便溏薄；月经前白带甚多，精神疲倦，面色白；舌质淡，苔薄白，脉虚滑。宜补气祛痰，六君子汤（《和剂局方》）主之。

党参 15g　茯神 12g　白术 9g　法半夏 9g　陈皮 6g　炙甘草 3g

水煎，温服。

量少色淡者，加香附 9g，当归 19g，延胡索 9g；脘腹作痛，饮食减少者，加木香 9g，砂仁 4.5g。

（2）兼血虚：经色淡而量少；面色苍白或淡黄，头晕心悸；舌质淡红，脉细滑。宜养血祛痰，导痰调经汤（自制方）主之。

秦归 9g　丹参 9g　橘红 4.5g　建菖蒲 3g　竹茹 9g　泽兰 12g

水煎，温服。

三、月经先后无定期

【概述】

月经先后无定期，是指月经不按周期来潮，或先或后，或断或续，没有一定时间。这种症状，古人称为经乱、月经愆期。发生本病的原因很多，有血虚、脾虚、肝郁、肾虚、血瘀、心肾不调等。《妇人规》说"凡女人血虚者，或迟或早，经多不调。"《女科诊治秘方》说："经来或先或后，名曰愆期，此由脾胃虚弱，冲任伤损，气血不足。"《傅青主女科》说："妇人有经来断续，或先或后无定期，人以为气血之虚也，谁知是肝气之郁结乎。"张景岳说："凡欲念不遂，沉思积郁，心脾气结，致伤冲任之源，而肾气日消，轻则或早或迟，重则渐成枯闭。"此外，尚有因瘀血阻滞，血不归经，以及因心气不调，不能下交于肾，而致月经先后无定期的。总的说来，引起月经先后无定期的原因虽然很多，但虚证比较常见。因此，在临证时宜注意鉴别，勿犯"虚虚实实"之戒。

【辨证论治】

导致月经愆期的原因很多，归纳起来，不外是脾虚、肾虚、气郁、血瘀等原因。因为脾统血，如果脾气虚弱，统摄功能失常，往往导致经期错乱。而气又为血之帅，气行则血行，气滞则血滞；再如血瘀阻滞，新血不得归经，也是导致月经超前、推后的因素。在诊断时，需依照四诊八纲详细鉴别。《妇人规》说："当察脏气，审阴阳，详参形证脉色，辨而治之，庶无误也。"

其治法应以调气养血为主，而具体的方法又当根据病情来决定。血虚宜补血益气，脾虚宜健脾和胃，肝郁宜调肝解郁，肾虚宜滋肾培元，血瘀宜活血通瘀，心肾不调宜养心益肾。临床时，当察其偏寒偏热，夹湿夹痰等不同情况，随证加减。

1. 血虚型

症状： 经来先后无定期，色淡量少；经后腹部反痛，喜抚按；心虚易惊，食眠欠佳，精神疲惫，腰膝酸软，面色萎黄；舌淡苔薄，脉象细弱。

治法： 养营补血，益气扶脾。

方药： 小营煎（《景岳全书》）。

当归 6g　熟地黄 9g　炒白芍 9g　山药 12g　枸杞 9g　炙甘草 6g

服法： 水煎服。

加减法： 梦多自汗者，加枣仁 9g，茯神 9g，浮小麦 15g。

兼证：兼气虚，经量多，神疲气短，面无血色，苔薄舌质淡，脉虚弱。宜气血双补，八珍汤（《证治准绳》）主之。

党参 12g　白术 12g　茯神 12g　秦归 6g　熟地黄 12g　白芍 6g　川芎 3g　甘草 3g

水煎，温服。

如心烦不眠，头晕耳鸣者，加枣仁 9g，山茱萸 9g，阿胶珠 9g。

2. 脾虚型

症状： 经行或先或后，或断或续，色淡；面色苍黄，精神疲倦，手足不温，心悸气短，有时腹胀，口淡无味，食少易吐，大便溏薄；舌苔白腻，脉濡。

治法： 培土扶脾。

方药： 加减参苓白术散（自制方）。

党参 15g　茯神 6g　白术 9g　甘草 6g　木香 6g　砂仁 3g　怀山药 12g　扁豆 12g

服法： 水煎，温服。

加减法： 腹痛者，加焦艾 9g；腰痛者，加杜仲 12g，续断 9g。

兼证： 脾虚偏寒，经行无定期，色紫黑，量较多而质薄；心跳心累，手足不温，胃脘不舒，时欲热饮；舌淡苔白，脉虚迟。宜温中散寒，益气调血，温胃饮（《景岳全书》）主之。

党参 12g　白术 12g　扁豆 15g　陈皮 3g　干姜 6g　炙甘草 6g　当归 6g

水煎，温服。

腹痛者，加吴茱萸 3g；呕吐者，加半夏 6g，砂仁 3g。

3. 肝郁型

症状： 经来时先时后，时多时少，色较正常，间有凝块；两胁胀痛，口苦咽干，头晕，精神抑郁，舌红，苔薄微黄，脉弦数。

治法： 清肝解郁，佐以调经。

方药： 解郁调经汤（自制方）。

牡丹皮 6g　秦归 6g　白芍 9g　白术 6g　柴胡 6g　山栀子 9g　黄芩 6g　红泽兰 12g

服法： 水煎，空腹，温服。

加减法： 腹痛经行不利者，加桃仁 3g。

兼证： 兼肾虚者，经行时断时续；潮热头晕；舌淡红，苔微黄，脉弦细。宜调肝养肾，定经汤（《傅青主女科》）主之。

秦归 9g　白芍 9g　熟地黄 15g　菟丝子 9g　怀山药 15g　茯苓 9g　柴胡 9g　黑芥穗 3g　香附 6g

水煎，温服。

潮热甚者，加地骨皮 9g；量多而行经时间长者，去当归、香附，加阿胶珠 6g。

4. 肾虚型

症状： 月经或先或后，时多时少，色淡质薄；头晕耳鸣，腰部酸胀，夜尿增多，神疲食少，便溏，或潮热胁痛；舌淡苔薄，脉沉弱或细数而弦。

治法： 养阴固肾。

方药： 固阴煎（《景岳全书》）。

党参 12g　熟地黄 12g　山药 12g　山萸肉 9g　远志 3g　菟丝子 9g　续断 9g　五味子 3g　炙甘草 6g

服法：水煎，空腹，温服。

加减法：少腹冷痛，小便清长者，加官桂 2.4g，附子 9g。

兼证：兼肝郁者，经色正常或量少；胸胁胀满作痛，舌无津液，咽干口燥；脉细弱或虚弦。宜滋肾调肝，一贯煎（《柳州医话》）主之。

北沙参 15g　麦冬 9g　生地黄 9g　当归身 6g　枸杞 9g　川楝子 9g

水煎，微温服。

口苦燥者，去川楝子、当归，加酒炒黄连 3g，阿胶珠 6g。

5. 血瘀型

症状：经行无定期，量乍多乍少，色紫有块，小腹胀痛拒按，口燥不欲饮水，小便不畅，大便燥结，舌黯红或有紫色斑点，脉沉而涩。

治法：活血祛瘀。

方药：生化通经汤（自制方）。

酒丹参 12g　香附 9g　土牛膝 9g　当归尾 6g　桃仁 6g　红花 3g　泽兰 12g

服法：水煎，温服。

加减法：少腹痛甚者，加乳香 6g。

兼证：体虚者，兼见腰腹酸痛，脉虚而涩。宜去瘀生新，养血调经，丹参散（《妇人良方大全》）主之。

丹参 30g（古方不拘多少）

研为细末，每服 6g，酒调，食前服。

6. 心肾不调型

症状：经行无定期，色较正常而量少；性情急躁，时或抑郁不舒，心悸怔忡多梦，食少胸闷；舌质淡红，苔薄白，脉沉弦数。

治法：养心益肾。

方药：柏子养心汤（自制方）。

柏子仁 12g　茯神 12g　丹参 12g　枣仁 9g　枸杞 9g　熟地黄 9g　郁金 6g　泽兰 15g

服法：水煎，温服。

加减法：虚烦口渴，无自汗及欲呕者，加栀子炭 6g，豆豉 3g。

四、月经过多

【概述】

月经过多，系指月经周期不变，经量超过正常。有的行经时间延长而经量增多，有的行经时间正常而经血量过多。导致月经过多的原因有血热、气虚、痰滞、虚寒等几种。《妇科玉尺》说："经来十数日不止者，血热也……经水过多不止，平日瘦弱，常发热者，由火旺也。"系指血热而月经过多。有因气虚不能摄血，以致月经多的，薛轩的《坤元是保》说："冲任虚衰，气不固也。"《妇科玉尺》说："经水来而不止者，气虚不能摄血也。"有由于脾虚，运化失常，痰湿阻滞，而导致月经过多的，如《丹溪心法》说："痰多占住血海地位，因而下多者，目必渐昏……"

总的说来，本病病因不外虚实寒热四端。一般以血热、痰滞、气虚较为多见，属于虚寒的较少。临床时宜细心观察，慎勿误热为寒，或以虚为实，错投方药，造成不良后果。

【辨证论治】

辨别月经过多原因，必须详细审察症状，寒热虚实各有不同的征象。《女科经纶》引朱丹溪语："经水不调，水色淡白者，气虚也……经水过期而紫黑成块者，血热而实也……经水过多而色淡者，痰多也。"叶天士说：寒主收引，小腹必常冷痛，经行手脚厥冷，唇青面白，脉迟，或微而虚，或大无力；热则尺脉洪数，或实有力，参之脉证为的。"朱叶二氏除了以经水的颜色分辨外，还参照脉证，作为诊断月经过多的辨证要点。

治疗月经过多，需根据不同情况分别施治，血热的宜凉血固经，气虚的宜补气摄血，痰多的宜祛痰化湿，见有虚寒症状则宜温经摄血，如有兼证，应分清主次，随证施治。

1. 血热型

症状：月经过多，经量超过正常，或持续时间较一般行经期延长，色红或紫，其气臭秽或夹有血块；开始时腰部微有胀痛；面赤似有潮热，头晕、唇燥；舌绛苔黄，脉弦数或洪大。

治法：清热凉血固经。

方药：加减清经汤（自制方）。

丹参 9g　地骨皮 15g　白芍 9g　生地黄 9g　黄柏 6g　知母 9g　玄参 9g

服法：水煎，温服。

兼证：

（1）阴虚血热：月经过多，或过期不净，色红无块；口燥咽干，手足心热；舌质红，苔薄黄或无苔，脉细数。宜养阴清热，加减两地汤（自制方）主之。

生地黄 15g　玄参 9g　白芍 9g　地骨皮 9g　阿胶（化冲）6g　焦艾 9g　益母草 9g

水煎，温服。

腹痛，经色黑，有块者，去阿胶，加延胡炭 6g，蒲黄炭 9g；如经期持续过久，量不太多者，加乌贼骨 30g，茜草根（炒炭）6g。

（2）血热夹瘀的：月经过多，色紫红有块，其气腥臭，腹痛，舌绛苔黄，脉弦数。宜凉血散瘀，凉血生地黄饮（自制方）主之。

生地黄 18g　丹参 12g　侧柏 9g　黄芩 9g　阿胶 6g　甘草 3g
槐花 9g　百草霜 6g

水煎服。

如经量不太多，而持续时间延长，时有腹痛者，加三七粉 1.5g。

2. 气虚型

症状：月经量多或过期不止，色淡质清稀；面色淡黄，怠惰思睡，心悸气短，怕冷，少腹空坠，或有腰胀腹痛；舌淡苔白，脉浮虚或弦大。

治法：补气摄血。

方药：加减人参养营汤（自制方）

潞党参 12g　白术 12g　黄芪 12g　秦归 6g　熟地黄 9g　香附9g　焦艾 9g　益母草 15g　阿胶珠 6g　甘草 3g

服法：水煎，温服。

加减法：气短下陷，少腹空坠甚者，加升麻 6g；腰痛甚者，加杜仲12g，续断 12g。

兼证：兼脾虚者，经色淡而质薄；精神疲倦，心累气短懒言，饮食减少；脉虚而缓。宜补脾扶气，丹溪月经过多方主之。

潞党参 12g　生黄芪 12g　陈皮 3g　白术 9g　炙甘草 3g

水煎，温服。

大便溏泄者，加砂仁 6g，扁豆 15g，木香 3g。

3. 痰滞型

症状：月经过多，或过期不止，经色淡而稠黏；平素白带亦多；胸闷脘胀，纳少痰多，多形体肥胖；口淡，舌苔白腻或黄滑，脉弦滑。

治法：祛痰化浊。

方药：星芎丸（《丹溪心法》）。

南星 120g　　川芎 90g　　苍术 90g　　香附（童便浸）120g

服法：共研细末，水泛为丸，每次 6～9g，一日两次，开水送服。

兼证：

（1）痰滞化热：症状同上，但有苔黄口干，带下色黄，脉滑数。宜除湿祛痰，佐以清热。苦参半夏汤（《丹溪心法》）主之。

苦参 4.5g　　半夏 4.5g　　白术 7.5g　　陈皮 3g　　生姜 6g

水煎，加竹沥半盏，食远顿服。

带下色黄而臭者，加黄柏 6g，茵陈 9g。

（2）兼脾虚：大便溏薄，苔白腻，脉虚滑。宜健脾化痰，六君子汤（《和剂局方》）主之。

党参 15g　　茯神 12g　　白术 9g　　法半夏 9g　　陈皮 6g　　炙甘草 3g

五、月经过少

【概述】

月经过少，是经行不畅，经量少，但周期仍属正常。有的行经日数缩短，经量减少；有的行经日数正常，而经血不及常量。这样连续数月不变，都称月经过少。引起月经过少者，有血虚、脾虚、痰阻、血瘀等原因。据《万氏妇科汇要》说："瘦人经水来少者，责其血虚也。"《叶天士女科》也说："形瘦经少，此血气弱也。"均指血虚而致经少。《叶天士女科》又说"形肥经少，此痰凝经隧也"，指经少由于痰阻。也有脾虚不能运化水谷，血液失其生化之源，而引起经量过少的。此外，如瘀血凝滞，血行受阻，也能引起月经减少的症状。

【辨证论治】

月经过少，有虚有实，病因不同，症状各异。一般属于虚证的，大多气短神倦，形体瘦弱，耳鸣眼花，心悸怔忡，饮食减少，脉象虚弱。临证时必须详细审证求因，分别论治。在治疗方面，血虚宜补血，脾虚宜健脾；属于实证的，大多形气有余，或胀或痛，脉必有力，其中当分别血瘀或痰阻，血瘀宜活血行瘀，痰阻宜祛痰渗湿。至于兼寒兼热，夹湿夹郁，见症各有不同，又当随证施治。

1. 血虚型

症状：月经量多，色不甚红；身体瘦弱，头晕耳鸣眼花，心悸少寐，腰酸骨软，皮肤干燥，手足清冷，大便燥结；舌淡苔少，脉象虚细。

治法：补血为主，佐以扶脾益气。

方药：人参滋血汤（《产宝百问》）。

党参15g　怀山药15g　当归9g　川芎3g　芍药9g　熟地黄12g　茯苓15g

服法：水煎，温服。

加减法：耳鸣心悸甚者，去茯苓、怀山药，加茯神15g，莲米15g，地芍量倍于归芎；肾虚者，加菟丝子9g，巴戟天9g。

兼证：血虚兼气郁者，经量少而色紫黑；面色青黄；舌质淡红，苔薄黄，脉沉细而弱。宜养血调气，加味四物汤（自制方）主之。

秦归6g　川芎6g　酒芍12g　熟地黄12g　丹参12g　香附9g

泽兰 12g

水煎，温服。

心悸少寐者，加枣仁（炒）9g，柏子仁 9g；潮热或手心发热者，加鳖甲 9g，牡丹皮 6g。

2. 脾虚型

症状： 经量少或一来即止，色淡质薄；面色苍黄，腰腹不痛，精神疲乏，饮食减少，口淡无味；舌质淡，苔白润，脉濡。

治法： 健脾和胃。

方药： 加减参苓白术散（自制方）。

党参 15g　茯神 6g　白术 19g　甘草 6g　木香 6g　砂仁 3g　怀山药 12g　扁豆 12g

服法： 水煎，温服。

加减法： 如消化不良，食后反饱作胀者，加厚朴花 6g。

兼证： 如脾虚挟痰，经量少，色淡而黏；口淡，苔白腻，脉缓滑。宜扶脾祛痰，加减香砂六君子汤（自制方）主之。

泡参 9g　茯苓 9g　白术 9g　木香 6g　砂仁 6g　川芎 4.5g　秦归 6g　陈皮 3g　半夏 9g

水煎，温服。

如平日白带多者，加莲米 9g，芡实 9g。

3. 痰阻型

症状： 形体肥胖，经来量少，色淡质稠黏；白带甚多；脘闷胸胀，痰多，胃纳减少，时易呕吐，苔白腻，脉滑。

治法： 化痰行滞，和血调经。

方药： 芎归二陈汤（自制方）。

川芎 6g　当归 9g　半夏 9g　陈皮 4.5g　茯苓 4.5g　甘草 1.5g

服法： 水煎，温服。

加减法： 如胸闷脘胀甚者，加厚朴 6g，全瓜蒌 12g，薤白 9g。

兼证： 痰阻偏寒者，经量少而色淡，稠黏如痰状；平日白带多而冷。宜温化寒湿，苍莎导痰丸（验方）主之。

苍术 60g　香附（童便炒）60g　陈皮 45g　云茯苓 45g　枳实 30g　半夏（制）30g　南星 30g　甘草（炙）30g　生姜自然汁浸

共研细末，面糊为丸，如梧子大。每服 9～12g，淡姜汤下。如用汤剂，按本方剂量五分之一左右，根据病人的情况，斟酌使用。

4. 血瘀型

症状： 经来量少，色紫黑有块；少腹胀痛拒按，下血块后则痛减；小便短黄，大便燥结；面色青滞，舌质紫黯，脉沉而涩。

治法： 活血祛瘀，调气定痛。

方药： 加味泽兰汤（自制方）。

泽兰 9g　丹参 9g　当归 4g　酒芍 6g　甘草 1.5g　五灵脂 6g　蒲黄 6g　通草 6g

服法： 水煎，温服。

兼证： 兼气滞者，经来量少不畅，色紫黑；胸胀胁闷，少腹作痛，自觉胀满；舌淡红，苔黄，脉弦涩。宜调气行瘀，血府逐瘀汤（《医林改错》）主之。

当归 9g　生地黄 9g　桃仁 6g　红花 3g　牛膝 6g　赤芍 9g　桔梗 3g　川芎 3g　甘草 3g　柴胡 4.5g　枳壳 6g

水煎，温服。

少腹胀甚者，去生地黄，加香附 6g，乌药 6g。

六、倒经（经行吐衄）

【概述】

每月在月经期前后一二天，或正来月经时，发生周期性的吐血、衄血症状，称为倒经、逆经、经前吐衄。《叶天士女科》说："经不往下行，而从鼻口中出，名曰逆经。"又说："因经期之前，相火内炽，变为血热而吐衄。"可见，导致倒经的原因，大多为血热妄行。其他如平日喜食椒姜辛热一类的食物，或过服温热之剂，都可导致内热，造成迫血妄行的衄吐症状。临床上常见的，有由于肝经郁热，逼血妄行的，有由于燥伤肺络，而致血液外溢的，也有由于阴虚血热，伤及脉络的。以上种种，都不外血热气逆。治疗原则，宜清热凉血，引血下行。

【辨证论治】

产生倒经的原因，虽不外血热气逆，但是表现在病变上，却有肝热、肺燥、阴虚等证型，因此，必须采用不同方药，才能收到疗效。

1. 肝热型

症状： 经期提前而量少，甚或停闭不行；经前或经期常有吐血或衄血；头晕耳鸣，时发潮热，心烦口干燥；唇红苔黄，脉弦数。

治法： 清肝泄热。

方药： 加减龙胆泻肝汤（自制方）。

龙胆草 6g　黄芩 6g　栀子 6g　白芍 9g　红泽兰 15g　牡丹皮 9g　鳖甲 9g　牛膝 6g　白茅根 15g

服法： 水煎服。

加减法： 潮热甚者，加青蒿 9g。

2. 肺燥型

症状：经期提前或停闭，经前鼻衄；头晕耳鸣，口干欲饮；苔黄，脉数。

治法：清燥润肺，引血下行。

方药：清金引血汤（自制方）。

藕节 15g　白茅根 15g　侧柏 9g　降香 6g　桑叶 9g　麦冬 9g　旱莲草 9g　黑芥穗 4.5g　泽兰 15g

服法：水煎服。

加减法：唇燥苔黄，舌质红者，加生地黄 12g，牡丹皮 6g。

3. 阴虚型

症状：月经周期不定；经期或经后吐血或衄血；头晕耳鸣，时有潮热，或咳嗽，唇红口燥；苔黄，脉细数。

治法：滋阴降火。

方药：益阴汤（自制方）。

天冬 9g　麦冬 9g　女贞子 9g　旱莲草 9g　白芍 9g　甘草 6g　白茅根 12g　藕节 12g　丹参 12g　香附 6g

服法：水煎服。

加减法：潮热甚者，去香附，加生地黄 12g，青蒿 9g。

以上所列月经不调诸证和方药，仅为常见的典型症状，不能包罗无遗，每一个症状也不是单独出现，而是错综复杂的。在临床上，必须根据四诊八纲，分别寒热虚实，掌握病情，认清主次，灵活运用方药。

第二节　痛　经

【概述】

月经是妇女的生理现象，行经时不应发生疼痛，即或腹部不适，也只有轻微胀痛的感觉，这是正常的现象，不属于痛经。但有的妇女在行经时或经前经后，腹部疼痛剧烈，甚至不能忍受，伴随月经周期持续发作，称为痛经、经期腹痛。痛有掣痛、疠痛、胀痛、坠痛等不同感觉。痛的部位，有在小腹中间，有在小腹一侧或两侧，甚或疼痛连及胁、背、腰、腿诸部。发生痛经的原因，古人根据痛的情况，分别寒热虚实，认为有气血虚弱、肾虚肝郁、气郁血滞、瘀血阻滞、风冷所伤、寒湿凝结等原因。《妇人规》说，"凡妇人但遇经期则必作痛，或食则吐呕，身体困倦，或发寒热者，是必素禀气血不足"，指痛经由于气血虚弱所致。《傅青主女科》说，"妇人有少腹疼于经后者，人以为气血之虚也，谁知是肾气之涸乎……盖肾水一虚，则水不能生木……土木相争，则气必逆，故尔作疼"，指痛经由于肾虚肝郁所致。《丹溪心法》说，"临行时腰腹疼痛，乃是郁滞，有瘀血"，说明气郁或瘀血可引起痛经。《诸病源候论》说："妇人月水来腹痛者，由劳伤血气，以致体虚，受风冷之气，客于胞络，损伤冲任之脉。"滑伯仁说："经前脐腹绞痛如刺，寒热发作，下如黑豆汁，两尺沉涩，余皆弦急，此由下焦寒湿之邪搏于冲任，经事来血与邪争，故作疼痛。"朱丹溪说："经将来，腹中阵痛，乍作乍止者，血热气实也。"前人对痛经证型做了比较详细的分析。总的说来，六淫侵袭、七情失制都可以影响月经的调畅而发生疼痛。历代医家的辨证资料均可作为我们临床分析病情的依据和参考。

【辨证论治】

由于产生痛经的原因复杂，病人的体质强弱、病邪深浅、起居生活等各有不同，因此，表现出来的症状就有多种多样。

痛经的主要特征是疼痛，发生疼痛的时间有经前、经后和行经期间，疼痛的性质也有隐痛、刺痛、绞痛、持续性痛、阵发性痛和喜按、拒按、得热则减、得热反剧等不同情况。一般痛在经前或行经期间为实，痛在经后为虚，缓痛为寒，刺痛为热，隐痛为虚，时痛时止为气滞，持续作痛为血积，喜按为虚，拒按为实，得热则减为虚为寒，得热反增为热。《妇人规》说："经行腹痛有虚实……实者多痛于未行之前，经通而痛自减；虚者多痛于既行之后，血去而痛未止，或血去而痛益甚。大都可按可揉为虚，拒按拒揉为实。"这段论述，可为痛经辨证要点。《医宗金鉴》说："凡经来腹痛，在经后痛为气血虚弱，经前痛为气血凝滞；若因气滞血者，则多胀满，血滞气者则多疼痛。"更从胀满、疼痛来分辨其为血滞或气滞，可以补充张氏论述之不足。以上所述，用于临床上鉴别气、血、寒、热、虚、实等不同证型，甚为可靠。

从以上这些病理现象可以看出，痛经的原因多是气血受阻，经行不畅，因而也确定了治疗痛经的原则：若系实证，着重通经；若虚而兼实，则通补并施。古人说："通则不痛，痛则不通。"造成不通的原因，不外气血阻滞，而气血阻滞的原因又各有不同。有因虚而致痛经的，如气血虚弱，血液运行不畅，应以补为通，治疗宜以补气益血为主；由于肾虚，水不涵木，肝气横逆而发生阻滞的，以滋肾调肝为主；因气郁而致血滞的，以行气为主，佐以活血；因血瘀而不通的，以行血逐瘀为主，佐以调气；若因风冷所伤，以散寒行滞为主，如因寒湿凝滞，以温经行滞为主；由于血热气实的，以清热凉血为主。病因不同，治法各异。总的要求，着重调血通经。温、清、补、调诸法，随症施治，均可收到除痛愈病的功效。

以上所举，只是痛经的一般辨证论治方法，在临床上，必须根据患者的症状、体质、精神、生活等综合考虑，才能审证明确，治疗得当。

1. 气血虚弱型

症状：经后少腹作痛，喜按；面色苍白，语音低微，精神不振；经色淡，质清稀；舌淡苔薄，脉虚或沉细。

治法：补气益血，佐以温经。

方药：胶艾八珍汤（自制方）。

党参 15g　白术 12g　茯神 12g　秦归 6g　川芎 3g　炙甘草 3g
熟地黄 9g　白芍 6g　阿胶（化冲）9g　炒蕲艾 9g

服法：水煎，温服。

加减法：兼有寒象者，加鹿角胶 6g，益母草 12g。

兼证：兼见脾虚者，经来量少，质清色红；经后腹痛，喜揉按；面色萎黄，头晕心悸，神疲少寐，四肢倦怠，腰腿酸软；舌淡红，苔光剥，脉细。宜补气养血，兼益心脾，归脾汤（《济生方》）主之。

党参 15g　白术 9g　茯苓 9g　秦归 6g　黄芪 15g　酸枣仁 12g
远志 6g　桂圆肉 12g　炙甘草 6g　木香 6g

水煎，温服。

2. 肾虚肝郁型

症状：经来色淡量少；经后少腹疼痛，两胁作胀，腰部酸软，倦怠无力；舌淡红，苔薄，脉沉弱。

治法：滋肾调肝，兼固冲任。

方药：益肾调经汤（自制方）。

杜仲 9g　续断 9g　熟地黄 9g　当归 6g　白芍（炒）9g　益母草 12g　焦艾 9g　巴戟天 9g　乌药 9g

服法：水煎服。

兼证：偏肝郁者，症如上，但两胁胀甚，苔薄白，脉弦弱。宜调肝解郁，佐以滋肾，调肝汤（《傅青主女科》）主之。

山药（炒）15g　阿胶（炒）9g　当归（酒洗）9g　白芍（酒炒）9g　山萸肉（蒸熟）9g　巴戟天（盐水炒）3g　甘草 3g

水煎，温服。

自觉气不舒畅，胀痛甚者，加制香附 4.5g。

3. 气郁血滞型

症状：经前或经期腰腹胀痛；月经量少，行而不畅；自觉二便均胀，矢气即舒，脘胁满胀；苔微黄，脉弦。

治法：行气舒肝，佐以活血。

方药：疏肝解郁汤（自制方）。

香附 9g　青皮 6g　柴胡 6g　郁金 6g　丹参 12g　川芎 4.5g　红泽兰 12g　延胡 6g　金铃炭 6g

服法：水煎，温服。

加减法：经色淡，量少无块者，加当归 9g。

兼证：偏热者，经前胁胀腹痛；月经色红量多，或有块状；性急易怒，头晕口苦而干；苔黄舌质红，脉弦数。宜清肝解郁，舒郁清肝汤（自制方）主之。

当归 6g　白芍（酒炒）12g　白术 6g　柴胡 6g　香附（醋炒）6g　郁金 6g　黄芩 6g　山栀子 9g　牡丹皮 6g　甘草 3g

水煎，温服。

4. 瘀血阻滞型

症状：经前或经期中，少腹疼痛拒按，痛剧时如刺，经量少而不畅，时有血块，排出则痛减；舌质红，或有紫赤点，脉沉涩。

治法：活血逐瘀，佐以行气。

方药：加味失笑散（自制方）。

蒲黄 6g　　五灵脂 6g　　延胡索 9g　　牡丹皮 9g　　桃仁 6g　　香附 9g　台乌 6g

服法：水煎，温服。

加减法：疼痛甚剧，波及少腹两侧者，加姜黄 6g，乳香 6g；大便燥结，加大黄 6g。

兼证：瘀滞兼寒者，少腹冷痛，喜热熨；经色乌黑，量不太多，腰酸背冷；舌淡苔白，脉沉紧。宜温经活血，理气定痛，温经定痛汤（自制方）主之。

当归 6g　　川芎 4.5g　　延胡索 6g　　红花 3g　　桂枝 4.5g　　莪术 6g　台乌 6g

水煎，温服。

5. 风冷型

症状：经前或行经期，感受风冷，少腹绞痛有冷感；经来量少，色黯红，头痛恶寒；舌正常，苔薄白，脉浮紧。

治法：散寒行滞，温经活血。

方药：温经止痛汤（自制方）。

川芎 6g　　五灵脂 6g　　白芷 6g　　焦艾叶 9g　　香附 9g　　生姜 6g

服法：水煎，温服。

加减法：手足发冷，喜热恶寒，经色如黑豆汁者，加小温经汤，即当归 9g，附子 9g。

兼证：如风寒两感，经期少腹冷痛，色紫黑量少，恶风怕冷，头痛身疼。宜祛风散寒，加减吴茱萸汤（《医宗金鉴》）主之。

当归 6g　　肉桂 3g　　吴茱萸 3g　　半夏 3g　　防风 3g　　藁本 3g　　木香 3g　　细辛 1.5g　　干姜 1.5g

水煎，温服。

6.寒湿凝结型

症状：经前或经期少腹疼痛，喜热熨；经色黑如豆汁；舌润苔白，脉沉迟。

治法：活血散寒止痛。

方药：温经活血汤（自制方）。

香附 9g　　台乌 6g　　吴茱萸 3g　　茅苍术 4.5g　　茯苓 9g　　当归 6g川芎 4.5g　　炮姜 4.5g　　乳香 6g

服法：水煎，温服。

7.血热型

症状：经前腹痛，经色紫黑有块；时感热气上冲，头昏口干，性情急躁，大便燥结，小便短赤；舌质红，苔黄，脉数有力。

治法：清热凉血，通经止痛。

方药：涤热逐瘀汤（自制方）。

丹参 15g　　牡丹皮 9g　　生地黄 9g　　三棱 6g　　莪术 6g　　通草 6g香附 6g　　槟榔 6g　　大黄 3g　　延胡索 6g

服法：水煎服。

兼证：

（1）兼气滞：腹胀痛拒按，痛时如刺，有时引及两侧。加重香附、槟榔用量，或再加川楝子9g。

（2）热甚：兼有口苦心烦，宜凉血二黄汤（自制方）。

生地黄12g　牡丹皮6g　白芍9g　桃仁6g　延胡索6g　黄芩6g　栀子6g　姜黄6g　通草6g

水煎，温服。

第三节　经　闭

【概述】

妇女从开始行经起至经绝止，这期间除妊娠、哺乳外，月经都应按时来潮。如果受到某种因素的影响，以致月经数月不至，称为经闭。关于经闭的原因，中医学早有精确论述。《素问·阴阳别论》说："二阳之病发心脾，有不得隐曲，女子不月……"意思是说，所思不遂，谋虑怫逆，则心脾之营阴暗耗，而成不月之病。张仲景进一步发挥《内经》的理论，在《金匮要略·妇人杂病脉证并治》说："妇人之病，因虚、积冷、结气，为诸经水断绝。"这给后世医家研究经闭提供了重要的理论依据。千余年来，历代医家又各有发挥。《诸病源候论》说："妇人经水不通者，由劳损血气，致令体虚受风冷，风冷邪气客于胞内，损伤冲任之脉，并手太阴少阴之经，致胞络内绝，气血不通故也。"具体地分析了风寒导致经闭的病理机制。《女科经纶》引娄全善语"妇人经闭有瘀血凝滞胞门，小腹疼痛"，指经闭由于血瘀。《济阴纲目》说，"人有隐情曲意，难以舒其衷者，则气郁而不畅，不畅则心气不开，脾气不化，水谷日少，不能变化气血以入二阳之血海矣，血海无余，所以不月也"，指经闭由于气郁。《女科经纶》引朱丹溪语"……经不行者，非无血也，为痰所碍而不行也"，指经闭由于痰阻。又引李东垣语"妇人脾胃久虚，形体羸弱，气血俱衰，以致经水断绝"，指经闭由于脾胃虚弱。《诸病源候论》说"……又先经唾血及吐血、下血，谓之脱血，使血枯，亦月事不来也"，指经闭由于失血后血虚所造成。《医宗金鉴》说："经闭久嗽，又有骨蒸潮热，盗汗自汗，饮食减少之证，则谓之血风劳。"《女科经纶》引寇宗奭语"……若室女童男，积想过度，多致劳损……女子则月水先闭"，指经闭由于虚损痨瘵。张景岳认为经闭有血枯和血隔，他在《妇人规》中说："血枯、血隔本自不同，盖隔者阻隔也，枯者枯竭也。阻隔者因邪气之隔滞，血有所逆也；枯竭者，因冲任之亏败，源断其流也。"李梴又称为血滞和血枯，血滞为实，血枯为虚。综合诸家学说，本病病机不外虚实两端。风冷、气郁、血瘀、痰阻，是血滞之源；失血、脾虚、劳损，是血枯之因。诊治经闭，应分清这两大类别，否则动手便错，反致慌张。

【辨证论治】

经闭一证，虽只血枯、血滞两类，但原因仍比较复杂，辨证尤需注意。一般属于血枯的，大多面色苍白或带萎黄，两目少神，头目眩晕，时有潮热，皮肤不润，食量减少，心累气短，腰酸无力，舌质淡，苔薄，脉多无力。甚则形肉枯瘦，皮肤干燥，气急作喘，舌淡或光剥无苔，脉虚细。属于血滞的，大多胸腹胀满，少腹疼痛，按之不减，或反增剧，脉多有力。至于房劳、气郁、因热、因痰等各有不同的见证，需结合四诊八纲仔细分辨。证型虽多，概括起来不外血枯、血滞两端。治疗原则，是血枯宜补，血滞宜通。张景岳《妇人规》说："凡妇人病损，至旬月半载之后，未有不经闭者。正因阴竭，所以血枯，枯之为义，无血而然……欲其不枯，无如养营，欲以通之，无如充之……奈何今之为治者，不论有滞无滞，多兼开导之药，其有甚者，则专以桃仁、红花之类，通利为事。岂知血滞者可通，血枯者不可通也。血既枯矣，而复通之，则枯者愈枯，其与榨干汁者何异，为不知枯字之义耳，为害不小，无或蹈此弊也。"张氏的说法，很明确地指出了血枯或血滞经闭的治疗原则，并严格批评了一见经闭，不分虚实即滥施通利的做法。他这种正确的治疗原则和认真负责的态度，都是值得我们学习的。至于具体的治疗，又当根据不同的情况，采取"虚者补之，实者泻之，劳者温之，损者益之，结者散之，留者攻之，客者除之"等法，辨证施治。如因失血而引起的，宜补血益气；脾虚的宜补脾和胃；劳损的，大都阴亏火旺，灼肺伤肝，宜养肝滋肾润肺；血瘀的，宜攻瘀通经；风冷凝滞的，宜温寒行血；气郁引起的，宜调气舒郁；痰阻的，宜化痰行血。此外，更宜详审有热无热，夹实夹虚，随证变通。《女科经纶》引叶以潜语："……血滞亦有虚热，血枯亦有虚热，故滞者不宜过于宣通，通后又须养血益阴，使津液流通。血枯者亦不可峻行补益，恐本身无力，而辛热之剂反燥精血矣。"从叶氏这段叙述中可以体会到，经闭一证，无论血枯血滞，在治疗上都不可偏补或峻攻。宜细审病机，分清虚实，于寒热、温凉、补泻、攻散诸法中灵活掌握，调之使平，才会收到良好的效果。

1. 血虚型

症状：经闭数月；面色苍白带黄，两目少神，头晕目眩，时或头痛，心累气短，饮食减少，消化不良，甚则形体消瘦；舌质淡，苔薄，或光剥无苔，脉象虚细。

治法：养血益气。

方药：卫生汤（李东垣方）。

当归 60g　　白芍 60g　　黄芪 90g　　甘草 30g

服法：共研为末蜜丸，每服 15g，开水调下。

加减法：大便燥结者，加肉苁蓉 60g，熟地黄 60g。

兼证：

（1）气血亏甚：经闭数月；皮肤干燥不润，形体消瘦，心累气短，动则喘逆，头晕目眩，腰酸无力，食少；舌质淡红，苔薄，脉缓无力。宜气血双补，兼滋肝肾，益气补冲汤（自制方）主之。

党参 15g　白术 12g　云茯神 12g　秦归 9g　熟地黄 12g　黄芪 9g　枸杞 9g　菟丝 9g　甘草（炙）9g

水煎，温服。

（2）如兼夜眠多梦，胸胁胀闷，呼吸短促等症，多因血亏肝失所养，又宜滋阴养血柔肝，滋肝养血汤（自制方）主之。

熟地黄 12g　枸杞 12g　山萸肉 12g　菟丝子 12g　怀山药 12g　当归 6g　柏子仁 9g　红泽兰 12g　生谷芽 12g

水煎，空心服。作丸剂，加重药量五倍，研末炼蜜为丸，每次服 4.5g，每天两次。

2. 脾虚型

症状：经闭数月；面色苍黄，精神疲倦，四肢不温或浮肿，心悸气短，时有腹胀，饮食少，大便溏；口淡，舌苔白腻，脉缓弱。

治法：补脾和胃，益气调血。

方药：加减参术饮（自制方）。

党参 12g　白术（炒）12g　茯苓 12g　怀山药 15g　砂仁 3g　秦归（酒洗）1.5g　川芎 1.5g

服法：水煎，温服。

加减法：如四肢浮肿，小便清长者，加厚附片 12g（先煎一小时），肉桂 3g。

兼证：

兼痰湿阻滞：多见面色苍黄，食少头闷，四肢无力，口淡。平时白带多，苔白腻，脉迟。宜健脾除湿，化痰养血，加减香砂六君子汤（自制方）主之。

泡参 9g　茯苓 9g　白术 9g　木香 6g　砂仁 6g　陈皮 3g　半夏 9g　川芎 4.5g　秦归 6g

水煎服。

3. 劳损型

症状：月经不行；面色苍白，两颧发赤，手足心热，午后潮热，皮肤枯燥，或有微咳，咯痰不爽，口干心烦，气短，甚则喘促不安，心悸不寐，唇红而干；舌淡红，苔薄微黄，或光滑无苔，脉虚细而数。

治法：滋肾养肝润肺。

方药：鳖甲养阴煎（自制方）。

鳖甲 12g　龟板 12g　干地黄 12g　枸杞 12g　麦冬 12g　杭芍 12g　首乌藤 15g　地骨皮 3g　茯神 3g　牡丹皮 6g

服法：水煎，温服。

兼证：

（1）如肺脾两虚的血枯经闭，多见潮热盗汗，身体羸瘦，皮肤干燥，心悸怔忡，食少，或咳嗽痰中带血，呼吸喘促，苔薄黄或无苔，舌淡，脉虚数。宜补血益气，劫劳散（《和剂局方》）主之。

白芍 180g　黄芪 60g　甘草 60g　当归 60g　沙参 60g　法半夏 60g　茯苓 60g　五味子 60g　阿胶 60g　熟地黄 60g（有条件者，可加入紫河车一具）

共研细末，每服 9 ～ 12g，加生姜 2 片，大枣 2 枚，煎水服。（如痰中带血者，去生姜大枣）

（2）肝肾阴虚：月经停闭不行，胸胁胀满作痛，咽干口燥，舌无津液，脉沉细数或虚弦。宜滋阴养液，佐以疏肝，一贯煎（《柳州医话》）主之。

北沙参 15g　麦冬 9g　生地黄 9g　当归身 6g　枸杞 9g　川楝子 9g
水煎服。

（3）脾肾虚弱：经闭时久；面色淡黄或苍白，唇燥，两眼乏神，饮食减少，心累，耳鸣，头痛，或有潮热，手心发热；舌质淡红，苔薄黄，脉数无力。宜和脾胃，养肝肾，参术六味丸（自制方）主之。

生地黄 9g　山萸肉 9g　怀山药 12g　牡丹皮 6g　泽泻 6g　泡参 12g　白术 9g　茯苓 9g

服法：水煎，温服。

4. 血瘀型

症状：经停数月；面色青黯，小腹胀硬疼痛，按之益甚，胸腹胀满，心烦，口燥不思饮，大便燥结；舌质黯红，或有紫赤斑点，脉沉弦而涩。

治法：破瘀通经，理气和血。

方药：生化通经汤（自制方）。

酒丹参 12g　香附 9g　土牛膝 9g　当归尾 6g　桃仁 6g　红花 3g　泽兰 12g

服法：水煎，温服。

兼证：

（1）兼气滞：经闭不通；腹胀痛拒按，午后潮热。宜理气行血，七制香附丸（《医学入门》）主之。

香附 420g　当归 60g　莪术 60g　牡丹皮 30g　艾叶 30g　乌药 60g　川芎 30g　延胡索 30g　三棱 30g　柴胡 60g　红花 30g　乌梅 30g

将香附分为七份，一份同当归酒浸，一份同莪术童便浸，一份同牡丹皮、艾叶米泔浸，一份同乌药米泔浸，一份同川芎、延胡索水浸，一份同三棱、柴胡醋浸，一份同红花、乌梅盐水浸。各浸春五日、夏三日、秋七日、冬十日，晒干只取香附研末，以浸药水打糊为丸，如梧桐子大。每服 6～9g，临睡时温酒或白开水下。

（2）瘀结甚：经闭日久，少腹拘急胀痛，按之益甚，面色青黯，肌肤甲错，小便微难，大便燥结；舌质红或有紫色斑点，脉沉涩。此系内有干血，宜行血攻瘀，大黄䗪虫丸（《金匮要略》）主之。

大黄（蒸）75g　䗪虫半升　黄芩 60g　甘草 90g　桃仁 1 升　杏仁 1 升　芍药 120g　干地黄 300g　干膝 30g　虻虫 1 升　水蛭 100 枚　蛴螬 1 升

共研细末，炼蜜为丸，如绿豆大，日三服，每次用酒饮服 5 丸（用量多少，可按体质强弱酌情增减）。

5. 风寒型

症状：月经数月不行；面青，四肢痛，关节不利；少腹冷痛，恶风怕冷，腰酸背寒，或有头痛，或胸闷泛恶；舌淡口和，苔白润，脉多浮紧。

治法：祛风散寒，温经行滞。

方药：独活通经汤（自制方）。

桑寄生 15g　秦艽 9g　独活 6g　川芎 6g　香附 9g　姜黄 6g

焦艾 9g　防风 6g

服法：水煎，温服。

兼证：如积冷藏寒者，少腹冷痛拒按，喜热熨；脉沉紧。宜温经行血，加减温经汤（自制方）主之。

当归 9g　川芎 9g　桂心 9g　芍药 9g　莪术（醋炒）9g　党参 9g　牛膝 6g　甘草（炙）6g

水煎服。

6. 气郁型

症状：经闭不行；面色青黄，精神抑郁，性急烦躁；胸胁作胀，食少嗳气；舌尖红，苔微黄而燥，脉弦数或弦紧。

治法：调气舒郁，平肝养血。

方药：解郁活血汤（自制方）。

当归 6g　白芍 9g　柴胡 6g　茯苓 9g　薄荷 3g　牡丹皮 6g　山栀子 6g　白术 9g　泽兰叶 12g　郁金 6g　甘草 3g

服法：水煎服。

加减法：有汗者，去薄荷、牡丹皮；胸痞者，加厚朴 6g；潮热者，加青蒿 6g，鳖甲 12g。

兼证：

（1）如气郁夹湿，兼见腰酸带下，面色苍白带黄。饮食减少，苔白腻，脉弦滑。宜开郁行气化湿，加味开郁二陈汤（《万氏妇人科》）主之。

陈皮 6g　茯苓 9g　苍术 6g　香附 9g　川芎 6g　半夏 6g　青皮 4.5g　莪术 6g　木香 3g　当归 6g　甘草 3g

水煎服。

（2）如气郁血虚，兼见头晕耳鸣。宜行气益血，十味香附丸（《济阴纲目》）主之。

香附（四制）480g　当归 120g　川芎 120g　芍药（炒）120g　熟地黄 120g　白术 60g　泽兰 60g　陈皮 60g　甘草（炙）30g　黄柏（盐水炒）30g

共为细末，醋糊丸如梧子大。每服 6～9g，空心盐汤下。

7. 痰阻型

症状： 体质素肥胖，面色㿠白，经闭不行，白带甚多；胸闷脘胀，痰多，时作呕吐，饮食不思，口淡；舌质正常，苔白腻，脉弦滑。

治法： 温化痰湿，佐以行血。

方药： 加味导痰丸（《济阴纲目》）。

制半夏 9g　茯苓 9g　陈皮 6g　甘草 3g　枳实 4.5g　川芎 4.5g　生姜 2 片

服法： 水煎服。

加减法： 腹胀食少者，加制香附 6g，木香 4.5g。

兼证： 夹热者，兼有口苦，舌红，苔黄厚腻，脉滑数。宜清热祛痰，蠲饮六神汤加味（《女科辑要》）。

橘红 3g　石菖蒲 3g　半夏曲 3g　胆南星 3g　茯神 3g　旋覆花 3g　枳壳 6g　竹黄 6g

水煎，温服。

呕恶者，加竹茹 9g。

第四节 崩 漏

【概述】

崩漏一证，文献上分别称为崩中和漏下，又名血崩和经漏。《医宗金鉴》说："妇人行经之后，淋沥不止，名曰经漏；经血突然大下不止，名为经崩。"《医学入门》说："凡非时下血，淋沥不断，谓之漏下；忽然暴下，如山崩然，谓之崩中"。症状虽有不同，而病因却是一样，只有轻重缓急和程度上的区别。所以，历代妇科书籍里均合并论述，总称为崩漏。

崩漏的原因，《素问·阴阳别论》上说："阴虚阳搏谓之崩。"《素问·六元正纪大论》说："少阳司天之政……初之气，地气迁，风胜乃摇，寒乃去，候乃大温……其病气怫于上，血溢目赤，咳逆头痛血崩。"指明崩漏的原因，不外阴伤不足，火热风寒等客邪侵袭，使积热在里，迫血下行。历代医家根据《内经》理论，有所阐发。沈金鳌在《妇科玉尺》里将崩漏之源归纳为六大端，比较具体："崩漏，究其源，则有六大端：一由火热，二由虚寒，三由劳伤，四由气陷，五由血瘀，六由虚弱。"但此说也有不够尽善之处。根据我们的临床经验，崩漏的原因可分为血热、虚寒、劳伤、气虚、气郁、血瘀等六种。《素问·阴阳别论》说"阴虚阳搏谓之崩"，是指阴虚血热，经血妄下而引起的崩漏。《金匮要略》说"寸口脉弦而大，弦则为减，大则为芤，减则为寒，芤则为虚，虚寒相搏，此名为革，妇人则半产漏下"，指崩漏由于虚寒。《丹溪心法》说"……若劳倦过极，脏腑俱伤，冲任之气虚，不能约制其经血，故忽然而下，谓之崩中暴下"，指崩漏由于劳伤。《万氏女科》说"妇人崩中之病，皆因中气虚，不能收敛其血"，指崩漏由于气虚。《妇人规》

说"崩淋之病……未有不由忧思郁怒，先损脾胃，次及冲任而然者"，指崩漏由于气郁。《妇科玉尺》说"或瘀积久而血崩，脐腹疼痛"，指崩漏由于血瘀。总的来说，崩漏属于血病，尤其与肝脾二脏有密切关系。因为脾统血，肝藏血，血之能统全赖于脾，血之能藏全赖于肝。由此可知，脾虚肝热，均可导致崩漏。崩漏原因虽多，仍不外寒热虚实四端。临床上，要善于掌握病情，辨别证候，才能做出正确的诊断和治疗。

【辨证论治】

上述崩漏的原因很多，临床必须根据症状，分别寒热虚实，才能得出处方用药的可靠依据。鉴别病情时，古人有漏轻崩重的看法，这是不够全面的。因为证型的虚实、病程的新久是辨证论治的重要环节。属实属热的新病，正气未伤，虽来势汹涌，但易治疗，应列为轻证；属虚而病久的，元气亏损，虽然病情缓和，但治疗比较困难，预后多不良，这就应该列为重证。临床时，要注意具体分析，才不致轻重倒置，贻误病情。

治疗崩漏的步骤，应本塞流、澄源、复旧三法，根据不同情况，辨证施治。

塞流就是止血，是治疗崩漏的重要一环，特别是血崩。因为在大出血的情况下，如不迅速止血，就会造成虚脱。叶天士说得好："留得一分自家之血，即减一分上升之火。"凡是血证，能使血少流一分，则增加一分抵抗力量，减少一分虚火上升的症状。由此可见，止血是相当重要的。至于用什么方法止血，要看证型的寒热虚实来决定。虚证宜补而止之，实证宜泻而止之，热证宜清而止之，寒证宜温而止之，并非专事止涩所能收效。

澄源，就是澄清本源的意思，是治疗崩证重要法则。因为止血旨在救急，止血以后，就必须澄源，以清其本。这和治水的道理一样，如果只把洪流堵住，而不疏浚河床，以后还会泛滥成灾。其具体治疗方法仍应根据病情决定，血热宜清热凉血，虚寒宜温经补血，劳损宜固气摄血，气虚宜补中益气，气郁宜行气舒郁，血瘀宜活血通瘀。切忌不问原因，概投寒凉或温补之剂，致犯虚虚实实之戒，引起不良后果。

复旧，就是调理善后的方法，宜用于澄源之后。此时病已向愈，只是气血未复，还需培补气血，以促其早日恢复健康。以调理脾胃为主，滋补气血次之。因为身体健康的恢复，主要依靠饮食营养，而食物又靠脾胃的受纳和运化，如果因病影响脾胃的功能，则受纳运化的力量减弱，饮食、药物都不能发挥其作用，体力就不能早日恢复，在治疗上亦不能收到全功。《沈氏女科辑要笺正》说："东垣曰：下血症须用四君子补气药收功。"就是说明这个道理。

上述诸法是治疗崩漏的基本原则，而其中尚有偏热、偏寒、偏虚、偏实等兼证，仍需根据病情的变化，详细审察体质的虚实和病势的缓急。急则治其标，缓则治其本，严格掌握剂量，才不致产生不良后果。根据临床经验证明，在出血较多的时候最好不用当归、川芎等辛温之品行血，如病情需要，亦应多加考虑其用量。

1. 血热型

症状： 经血骤然下崩，或淋沥不断，色深红；烦热口渴，精神不衰，头眩，睡眠不安；舌红而干，苔黄，脉滑数有力。

治法： 清热凉血止血。

方药： 清经止崩汤（自制方）。

生地黄 18g　牡丹皮 6g　黄芩 9g　黄柏 12g　白茅根 15g　地榆 9g　炒蒲黄 9g　益母草 12g　棕榈炭 6g

服法：水煎，温服。

加减法：如气短心累者，加泡参 15g，麦冬 9g。

兼证：

（1）如体实血热，上证亦可用十灰散（《十药神书》）。

大蓟　小蓟　侧柏叶　荷叶　茜草根　白茅根　山栀　大黄　牡丹皮　棕榈皮各等分

烧灰存性，纸裹，置地上一宿，研为细末。每服 9～15g，空腹用藕汁或莱菔汁半盏调下。

（2）如血热阴虚，经血暴下，色鲜红；两颧发赤，头目眩晕，口干心烦，手心热；舌红无苔，脉细数。宜养阴清热，小品生地黄汤或独地汤主之。

①小品生地黄汤（《小品方》）

生地黄 30g　侧柏 15g　黄芩 9g　阿胶 15g　甘草 9g

水煎服。

②独地汤（自制方）

生地黄 60g

煎浓汁服。

2. 虚寒型

症状：暴崩不止，或漏下不绝，其色黑多红少，状如屋漏水；脐下寒冷，时作疼痛，得热则减；舌淡苔白，脉迟无力。

治法：温经补虚，佐以止血。

方药：加减断下汤（自制方）。

党参 30g　熟地黄 30g　艾叶 30g　乌贼骨 60g　炮姜 15g　阿胶 22g　附子 9g

服法：共研粗末，每次 15g，水煎服。

兼证：

（1）脾阳虚弱：暴崩或漏下，色淡，质清稀如水；少腹胀痛，有冷感，喜热熨，食少便溏；舌淡苔白，脉虚迟。宜补脾摄血温经，温经摄血汤（自制方）主之。

泡参 30g　党参 15g　白术 18g　炙甘草 9g　吴茱萸 4.5g　姜炭 9g　焦艾 15g

水煎，温服。

腰痛者，加杜仲 12g，补骨脂 9g；血多者，加乌贼骨 60g；漏下者，加延胡炭 6g。

（2）偏血虚者，崩漏日久不止；面色苍白，少腹疼痛，大便干燥；舌淡无苔，脉细迟。宜补血滋液，胶艾汤（《金匮要略》）去川芎主之。

干地黄 12g　阿胶 12g　当归 3g　芍药 9g　艾叶 3g　甘草 3g

水煎服。

3. 劳伤型

症状：劳倦过度，骤然下血不止，继则淋沥不断，颜色鲜明；肢软神疲，心悸气短，面色苍白，食少便溏；舌淡红，苔薄，脉大无力。

治法：补中固气摄血。

方药：益气补元汤（自制方）

党参 15g　白术 12g　茯神 12g　熟地黄 12g　酒白芍 9g　黄芪 9g　肉桂 1.5g 甘草（炙）6g

服法：水煎服。

加减法：口干咽燥者，去肉桂，加阿胶 9g，艾叶 4.5g；血久不止者，加广三七粉 1.5g（冲服）。

兼证：如劳伤冲任，骤然下血，先红后淡；面色苍白，气短神疲；舌淡苔薄，脉大而虚。宜补气固冲，龟鹿补冲汤（自制方）主之。

党参 30g　黄芪 18g　龟板 12g　鹿角胶 9g　乌贼骨 30g

水煎，温服。

加减法：腹痛者，加广三七粉 1.5～3g（冲服）。

4. 气虚型

症状： 骤然下血甚多，或淋沥不断，色淡红；精神疲倦，气短下陷，懒于言语，饮食不思，畏风怕冷，发热自汗；舌淡，苔薄而润，脉虚大。

治法： 补中益气，佐以摄血。

方药： 加味补中益气汤（自制方）。

黄芪 18g　白术 18g　广陈皮 6g　升麻 6g　柴胡 6g　党参 60g
秦归 6g　乌贼骨 60g　茜草根（炒炭）12g

服法： 水煎服。

兼证：

（1）如虚甚如脱者，暴下不止；两目昏暗，甚或跌仆，不省人事；舌淡，脉大而芤。宜补气血以固脱，固本止崩汤（《傅青主女科》）主之。

党参 30g　黄芪 18g　大熟地 30g　白术（土炒）18g　秦归 6g
黑姜炭 3g

水煎，温服。

头晕目眩甚者，加龙骨 15g，乌贼骨 30g，茜草根 6g；腹痛者，加焦艾 9g。

（2）如兼有汗出肢冷，脉微细欲绝，乃气随血脱之象。急宜补气固脱，独参汤（《景岳全书》）主之。

潞党参 60g（如用人参或西洋参、高丽参效尤佳，用量减少至 15g）煎浓汁，顿服。

（3）如已呈厥脱的，宜回阳救逆，参芪救逆汤（自制方）主之。

党参 24g　黄芪 24g　龙骨 24g　黑附片 24g　炙甘草 9g　浮小麦 24g　炮姜 9g

水煎，温服。

5. 血瘀型

症状：阴道出血，淋沥不止，或忽然大量下血，色乌红，时夹血块；少腹疼痛拒按，苔正常，或舌质略紫，脉弦涩。

治法：活血通瘀，佐以调气。

方药：泽兰丹参饮（自制方）。

泡参 24g　酒丹参 12g　泽兰 9g　香附 6g　延胡索 6g　焦艾 9g　赤芍 6g　楂炭 6g　炒黑豆 15g

服法：水煎，温服。

兼证：如兼有少腹胀痛，如有物刺者，宜行血逐瘀，失笑散（《和剂局方》）主之。

蒲黄（筛净，半生半炒熟）6g　五灵脂（净好者，酒研澄去砂后干炒）9g

共研为末，每服 6～9g，水调服。

6. 气郁型

症状：郁怒伤肝，暴崩下血，或淋沥不止，色紫，兼有血块；少腹胀痛，连及胸胁，性急易怒，时欲叹息；舌质正常，苔黄，脉弦。

治法：平肝解郁，佐以止血。

方药： 加减丹栀逍遥散（自制方）。

白芍 9g　　柴胡 6g　　茯苓 9g　　白术 9g　　牡丹皮 6g　　山栀子 9g　　甘草 3g　　艾叶 9g　　益母草 12g

服法： 水煎服。

加减法： 血色深红，量多如泉涌者，加泡参 30g，乌贼骨 30g；如自觉出血有热感，心烦躁者，加生地黄 15g。

兼证： 如兼脾虚，前症兼见气短神疲，食少，消化不良。宜培土抑木，佐以止血，扶脾舒肝汤（自制方）主之。

党参 15g　　白术 9g　　茯苓 9g　　柴胡 6g　　白芍（土炒）9g　　炒蒲黄 9g　　血余炭 6g　　焦艾 9g

水煎服。

第六章　带下疾病

带下之病名在《内经》里就有记载。《素问·骨空论》说："任脉为病……女子带下瘕聚。"带下的含义，有广义和狭义两种。广义带下是指带脉以下的病理变化，它包括了妇科一切疾病。狭义带下是指女子阴道流出的一种黏腻的物质。如无色透明而量少，乃正常现象，不属疾病。《沈氏女科辑要笺正》引王孟英按："带下女子生而即有，津津常润，本非病也。"若绵绵不断，甚则臭秽，或出现不同的颜色，那就形成带下病了。《女科证治约旨》说："若外感六淫，内伤七情，酝酿成病，致带脉纵弛，不能约束诸脉经，于是阴中有物，淋沥下降，绵绵不断，即所谓带下也。"狭义的带下包括白带、赤带、黄带、青带、黑带等。对这些不同的带证，古代医籍中并不称带下，如《神农本草经》称为"白沃""赤沃""漏下赤白""漏下赤白沃"，《脉经》叫"漏下赤白"，《金匮要略》又叫"下白物"，《针灸甲乙经》叫作"下赤白""白沥""赤沥""赤白沥"，迨至《诸病源候论》中才有五色带下的记载。本病的发生，主要是带脉不能约束，任脉有滑脱的现象，所以称为带下。

产生带下病的原因，古人论述很多，《女科撮要》说："带下多由脾胃亏损，阳气下陷，或痰湿下注，蕴积而成。"《女科经纶》引刘河间语说："带下由下部任脉湿热甚，津液溢而为带下也。"《傅青主女科》说："妇人忧思伤脾，又加怒气伤肝，于是肝经郁火内炽，下克脾土，脾土不能运化，致湿热之气蕴于带脉之间。"又说："夫黑带者乃火热之极也。"《女科经纶》引赵养葵说："下焦肾气虚损，带脉漏下。"归纳起来，带下病因不外脾虚气陷，下焦湿热，肝经郁火，以及火热和肾虚。带下的病因有寒热虚实，色有青、黄、赤、白、黑，臭味有腥有腐，量有多有少，质有清有稠，临证必须根据这些情况，详细分辨证候，结合病人的体质，再进行诊断。

带下病的治疗，原则上是用温、清、补、涩四法，寒证宜温，热证宜清，虚证宜补，滑证宜涩。因此，脾虚阳气下陷，寒湿下注的，宜补气升阳，温化寒湿；湿热下注的，宜清热利湿；肝经郁火的，宜清热泻肝；热甚者宜泻火；肾虚滑脱，宜温肾固涩。这些都是一般的治疗法则，临证时还要根据具体情况，分别论治。

第一节 白 带

【概述】

白带是由阴道内流出的一种白色黏腻的液体，是妇科常见的病证。民间常有"十女九带"之说。虽然轻微的带下对身体影响不大，但过多或日久不治，就会妨碍健康，对月经和孕育也有影响，不能忽视。

产生白带的原因，历代医家有种种说法，《女科经纶》引缪仲淳语说："白带多是脾虚，肝气郁则脾受伤，脾伤则湿土之气下陷，是脾精不守，不能输为荣血，而下白滑之物。"又引赵养葵之说："带者奇经八脉之一也……八脉俱属肾经……下焦肾气虚损，带脉漏下。"《诸病源候论》认为带下白者，肺脏虚损，故带下而夹白色。张子和、刘河间认为是湿热为患，朱丹溪、薛己认为是痰湿下注。《景岳全书》说："阳气虚寒，脉见微涩，色白清冷，腹痛多寒。"《妇科玉尺》说："瘦人白带，每属阴虚。"根据以上各家所论，可见白带的病因主要是脾虚、肺弱和肾亏。但是，临床病情是变化多端的，不可固执一端，应该综合分析，全面掌握，才能进行正确的诊断和治疗。

【辨证论治】

引起白带的原因很多，证型又有寒热虚实之分，应注意辨别。一般，寒证则白带清稀如水，量多；热证必兼口苦咽干，小便短黄；虚证则见面色苍白，量多而有冷感；实证大都黏浊腥秽，胸闷苔腻。临证时必须根据症状、病因，拟定治疗方法。脾虚证宜补脾健胃，虚寒证宜温补元阳，湿热证宜清热渗湿，气郁证宜疏肝解郁，这都是治疗白带的基本方法。白带证的病理机制与脾脏功能的强弱有密切关系，脾失健运是产生白带的重要原因。所以，治疗白带，多以健脾、调气、升阳、除湿为主。

1. 脾虚型

症状： 带下色白量多，如涕如唾，甚则绵绵不绝，无臭秽气；头昏闷，精神不振，面色白，大便溏，两足浮肿，苔白，脉缓而弱。

治法： 健脾除湿，佐以升阳。

方药： 参苓白术散（《和剂局方》）。

党参 12g　茯苓 9g　白术（土炒）9g　怀山药 12g　扁豆 12g
薏苡仁 12g　莲米 9g　陈皮 6g　砂仁 4.5g　桔梗 6g

服法： 水煎，温服。

加减法： 腰痛腹冷者，去桔梗、薏苡仁，加杜仲 12g，狗脊 6g，焦艾 9g；饮食减少，胸闷不舒，小便清长，大便溏甚者，去薏苡仁、桔梗，加半夏 6g，肉桂 3g，白芷 6g。

上证亦可用完带汤（《傅青主女科》）。

党参 12g　白术（土炒）15g　苍术 9g　怀山药 15g　白芍（酒炒）6g　车前子（酒炒）9g　甘草 3g　陈皮 1.5g　黑芥穗 1.5g　柴胡 1.5g

服法： 水煎，食远温服。

兼证：

（1）脾虚有痰：饮食减少，中气不和，时时带下。宜调中益气祛痰，加味六君子汤（《万氏妇科》）主之。

党参 9g　白术 9g　苍术 9g　茯苓 9g　甘草 1.8g　陈皮 6g　法半夏 6g　炙升麻 3g　柴胡 3g　生姜 6g

水煎服。

（2）脾阳虚甚的：久带不止，量多色白；面目四肢浮肿，大便溏泻，下元虚甚；苔白腻，脉缓无力。宜温补固涩，补宫丸（《医钞类编》）。

白茯苓 15g　土炒白术 15g　白芍 15g　白芷 15g　牡蛎（煅）15g　怀山药 15g　龙骨（煅）15g　赤石脂 15g　干姜（炒）10g

研末，醋和为丸。空心米汤下，每次 6g，每日两次。

2. 虚寒型

症状： 白带清稀，久下不止；面色苍白，精神疲乏，形寒肢冷，头晕眩，心悸气短，腰痛如折；小便频数，五更泄泻；苔薄质淡，脉沉迟。

治法： 温肾散寒，扶正止带。

方药： 内补丸（《女科切要》）。

鹿茸（鹿角霜代）　菟丝子　沙蒺藜　紫菀茸　黄芪　肉桂　桑螵蛸　苁蓉　制附子　茯神　白蒺藜各等分

制法： 研为细末，炼蜜为丸，如绿豆大。

服法： 每服 20 丸，食远酒服（有火者忌用）。

兼证：

（1）如上证较轻者，带下不甚多，宜补肾温阳，鹿角菟丝丸（自制方）主之。

鹿角霜 60g　菟丝子 15g　牡蛎 15g　白术 15g　杜仲 15g　莲须 9g　银杏 15g　芡实 9g

研为细末，酒煮米糊为丸，如梧子大。每服 6g，每日两次，空腹时盐汤下。

寒甚者，加肉桂 3g，附片 9g。

（2）偏气虚：白带久下不止；面色苍白，四肢清冷，心悸气短，小便频数；苔花白，舌质淡，脉沉微。宜养心补气，参莲艾附汤（自制方）主之。

党参 15g　莲米 9g　芡实 9g　茯神 12g　艾叶（炒）9g　附片 12g　补骨脂 6g　银杏 9g

水煎，温服。

（3）偏血虚：带下白色，面色苍白，皮肤干燥，形体枯瘦，心悸寐少，腰酸乏力，脉虚细。宜补血益气，归地参术汤（自制方）主之。

当归 6g　熟地黄 9g　阿胶珠 6g　桑寄生 15g　党参 12g　白术 9g　茯神 12g　炙甘草 3g

水煎服。

3. 湿热型

症状： 带下黏浊腥秽，小便不利，或阴中痒痛，头晕倦怠，胸闷纳少，口干，苔黄腻，脉弦数。

治法： 清热为主，佐以渗湿。

方药：止带方（《世补斋不谢方》）。

猪苓 9g　茯苓 9g　车前子 9g　泽泻 9g　茵陈 9g　赤芍 6g　黄柏 6g　栀子 6g　牡丹皮 3g　牛膝 3g

服法：水煎服。

兼证：偏湿者，白带量多，质稠黏；头闷胸胀，面目及四肢略显浮肿；脉濡，苔垢腻。宜导湿化湿，佐以清热，加味二妙散（自制方）主之。

黄柏 6g　苍术 9g　藿香 6g　茯苓 12g　车前子 9g　冬瓜皮 12g　莲须 9g　白芷 4.5g

水煎服。

4. 气郁型

症状：白带时多时少；头晕目眩，乳房胀痛，胸闷，胁下痛，时叹息，口苦；苔薄黄，舌质正常，脉弦。

治法：疏肝解郁。

方药：丹栀逍遥散（《证治准绳》）。

当归（炒）6g　白芍（酒炒）9g　茯苓 9g　白术（炒）6g　炙甘草 3g　柴胡 6g　牡丹皮 9g　炒山栀 9g

服法：水煎服。

兼证：如气郁兼痰阻，白带稠黏；中脘痞闷，平日痰多，或有气喘，呕逆恶心，食少神疲；苔白腻，脉弦滑。宜疏郁化痰，加味四七汤（自制方）主之。

紫苏叶 6g　厚朴 9g　茯苓 12g　半夏 9g　白芷 6g　木香 6g　建菖蒲 2g

水煎，温服。

第二节　赤　带

【概述】

妇女阴道中流出一种似血非血而呈赤色的黏液，叫作赤带。《傅青主女科》说："有带下而色红者，似血非血，淋沥不断，所谓赤带也。"戴武承《女科指南》说："带下形如红液者名曰赤带。"如果带下纯呈赤色而无黏液，这又属于漏下范围，临床时必须鉴别清楚。

带下赤色的病因，根据症状表现，一般以湿热盛者居多，如《傅青主女科》说："夫赤带亦湿病，湿是土之气，宜见黄白色，今不见黄白而见赤者，火热故也。"也有由于心肝火炽，以致阴血亏损的，也有由于气虚不能摄血的，《女科经纶》引缪仲淳之说："赤带多因心肝二火，时炽不已，久而阴血渐虚，中气渐损，遂下赤带。"赤带初起，一般属于湿热、心肝火炽的居多，久病则以气血虚损为常见。综合以上两家论述，结合临床经验，本病可分为湿热、虚热、血虚几种类型。其治疗方法，湿热盛的，应清热化湿；阴虚火盛的，宜滋阴泻火；气血虚弱的，需益气养血。

【辨证论治】

赤带虽不外湿热内蕴，心肝火炽所致。但在临床辨证上，仍需详审虚实，辨明属性。一般属于湿热证的，带下多黏腻腥秽，苔黄脉数，心烦口苦；虚热证，则所下黏稠而无腥秽，苔黄脉虚；血虚证，带下质稀薄，面色苍白，脉虚细，苔薄白。综合症状，全面分析，才能进行正确的诊断和治疗。

1.湿热型

症状：带下量多色赤，黏腻腥秽；口苦，心烦少寐，胁胀或痛，小便黄，或刺痛频数；舌质红，苔黄，脉弦数。

治法：清热利湿，平肝解郁。

方药：加味龙胆泻肝汤（自制方）。

龙胆草 6g　当归 6g　生地黄 9g　泽泻 6g　木通 9g　车前子 9g　柴胡 3g　黄芩 9g　栀子 9g　莲须 6g　赤芍 6g　甘草 3g

服法：水煎服。

加减法：阴道有热感者，去当归、柴胡，加贯众 9g；阴道红肿，小便困难者，去当归、柴胡、莲须，加黄连 3g，琥珀 3g；湿盛舌苔厚腻者，去生地黄。

兼证：如偏热者，面色赤，口苦且渴，少腹热痛，大便秘结，小便黄赤；舌质红苔干腻而黄，脉弦数。宜清热和营，三补丸（《证治准绳》）主之。

黄连（去毛炒，川产者佳）9g　黄芩（炒）9g　黄柏（炒）9g

研细末蜜丸，白汤下，每服 3g，每日两次。

2. 虚热型

（1）阴虚血热

症状：带下似血非血，质黏腻；面色时发潮红，月经量少，周期错乱，头晕眼花，心悸少寐，心烦口干，身体较瘦；舌质红，苔薄黄，脉虚数。

治法：养血清热。

方药：芩连四物汤（《证治准绳》）。

当归身 4.5g　白芍 9g　川芎 3g　生地黄 15g　黄芩 9g　黄连 6g

服法：水煎服。

加减法：带下量多者，去当归、川芎，加贯众 9g，地榆炭 6g。

（2）血虚肝热

症状：带下赤色；胸闷胁痛，头晕耳鸣，少腹胀，性情急躁；苔白脉弦。

治法：平肝养血。

方药：清肝养血汤（自制方）。

丹参 12g　生地黄 9g　赤芍 9g　石决明 1.2g　龙胆草 1.5g　木香 6g　焦黄柏 6g　白茅根 9g

服法：水煎，温服。

（3）心火内炽

症状：赤带腥秽；头眩作胀，心中烦热，夜寐不安，咽燥口渴，大便干燥，小便少而赤；舌质红绛，尖边中心光剥，脉虚细数。

治法：养阴清火。

方药：清心莲子饮（《女科证治约旨》）。

石莲子 12g　北沙参 12g　麦冬 12g　地骨皮 18g　黄芩 9g　焦山栀 9g　生甘草 4.5g　车前子 4.5g

服法：水煎服。

3. 血虚型

症状：带下色赤量多，质稀薄，绵绵不绝；腹无胀痛，面色苍白，精神萎靡；脉象虚细，舌淡苔少。

治法：补血温经。

方药：胶艾四物汤（《妇科玉尺》）。

当归 9g　白芍 9g　熟地黄 9g　川芎 3g　阿胶 9g　艾叶 6g

水煎服。

巴蜀名医遗珍系列丛书

第三节　黄　带

【概述】

黄带是指带下色如茶汁，质黏腻，具有臭秽气。正如《傅青主女科》说："有带下而色黄者，宛如黄茶浓汁，其气臭秽，所谓黄带也。"至于黄带的病源，早在隋代的《诸病源候论》中就有记载，如说："带下色黄者，脾脏虚损，故带下而夹黄色。"远在公元六世纪，我国医家就已经对黄带有了细致的观察和了解。其后，历代医家又各有发挥，研究黄带的病因、病理更加完备。如《傅青主女科》说："黄带为任脉中湿热不得化，煎熬成汁，变而为黄。"《女科证治约旨》说："因思虑伤脾，脾土不旺，湿热停蓄，郁而化黄，其气臭秽，致成黄带。"根据以上论述，我们可以了解，引起本病的主要原因是湿热内蕴，郁而成黄。所以其治疗方法当以清热利湿为主。至于思虑伤脾的，正因脾土不旺，健运失常，湿郁生热。如经久不愈，转属虚证，又当以补益为主。

【辨证论治】

根据上述病源，本病初起，多因湿热为患。若延久不愈，正气亏损，则转属虚证。虚实不同，治疗方面应有区别，现将湿热和气虚两型的症状和治疗介绍如下。

1. 湿热型

症状：带下色黄，有腥秽气，甚者触鼻；或阴中肿痛，面色晦暗或淡黄，头胀眩晕，大便秘结，小便赤涩，月经大多不正常，苔黄而腻，脉弦数。

治法：清热利湿。

方药：漏下去黄方（《千金方》）。

黄连 15g　大黄 15g　桂心 15g　黄芩 18g　䗪虫 18g　干地黄 18g

服法：上六味，研末筛细，空心酒服 1g，每日三次。

兼证：脾虚湿郁者，带下色黄，时久不止；面色淡黄，头眩晕，食欲减少，月经多后期色淡，大便时溏，小便淡黄；舌苔薄白，脉软而滑。宜健脾渗湿，易黄汤（《傅青主女科》）主之。

怀山药（炒）30g　芡实（炒打）30g　炒车前子 3g　白果（打碎）10 枚　黄柏（盐水炒）9g

水煎服。

2. 气虚型

症状：带下淋沥不止，色黄质薄；气短神疲，面色白；舌质淡，苔白，脉虚弦。

治法：升阳除湿。

方药：益气升阳除湿汤（自制方）。

党参 15g　白术 9g　炙甘草 3g　陈皮 6g　升麻 2g　柴胡 3g　茯苓 9g　茅苍术 6g　焦柏 3g

服法：水煎，温服。

第四节　青　带

【概述】

妇女阴道中流出状如绿豆汁，色青而黏腻的液体，称为青带。《傅青主女科》说："妇人有带下而色青者，甚则绿如绿豆汁，稠黏不断，其气腥臭，所谓青带也。"本证在临床上往往易与黄带相杂，成为嫩绿色或菜黄色。纯下青色的带证是少见的。因为产生带下的主要原因是脾湿，脾湿则肝易郁，肝郁生热，热聚中焦，与脾湿相合，故带下如嫩绿色。

青带产生的原因，古人认为是肝脏虚损，或湿热下注于带脉所致。《诸病源候论》说："带下青者，是肝脏虚损，故带下而夹青色。"《傅青主女科》说："夫青带乃肝经之湿热。肝属木，木色属青，带下流如绿豆汁。"《妇科易知录》也说："肝经湿热停住中焦，走于胞宫，郁逆之气，积久腐化而成。"因此，在治疗方法上，初期宜清解肝经郁火，通利膀胱湿热，如病久正气已虚，则宜养肝滋肾兼和脾胃。

【辨证论治】

诊断青带，亦需根据全身症状，辨别虚实。属湿热的带下，质多黏稠腥臭，苔必黄腻，脉弦数；如带下久不止，呈现头晕耳鸣，腰膝酸软，舌质红，脉虚，多为虚损。至于治疗方法，属虚者宜补，属实者宜清，更审其有无兼症，随症加减。

1. 湿热型

症状：带下色青，质黏稠，且有臭气；面色苍黄，头胀眩重，精神疲惫，胸闷胁痛，不思饮食；舌淡红，苔黄腻，脉象弦数。

治法：清热渗湿。

方药：加减完带汤（自制方）。

泡参12g　白芍6g　苍术6g　茵陈9g　甘草3g　荆芥3g　柴胡2.4g　栀子6g　黄柏6g　黄连3g

服法：水煎，温服。

加减法：阴道瘙痒者，加蛇床子 9g，银花 9g。

2. 虚损型

症状：带下色青，日久不愈；月经一般多推后，量少质薄，头晕、目眩、耳鸣，时有盗汗，咽喉燥痛，腰膝酸软，大便干燥；苔薄质红，脉虚数。

治法：滋补肝肾。

方药：滋血舒肝汤（自制方）。

当归 6g　白芍 9g　熟地黄 9g　山萸肉 9g　青皮 4.5g　生麦芽 15g　郁李仁 12g

服法：水煎，温服。

第五节　黑　带

【概述】

妇女阴道流出一种状如黑豆汁的液体，称为黑带。《傅青主女科》说："妇人有带下而色黑者，甚则如黑豆汁，其气亦腥，所谓黑带也。"《女科易知录》说："带下色黑，有如黑豆汁，或浓黏臭秽，或清稀如水。"这就具体描述了黑带的症状。

黑带产生的原因，多由于肾脏虚损。《诸病源候论》说："带下黑者，是肾脏之虚损，故带下而夹黑也。"因黑色属肾，肾气虚损，阳气不运，所以带下色黑。临床上常有因脾阳下陷，寒湿不化，带下如扬尘水的。至于《傅青主女科》所说，有因胃火太旺，与命门、膀胱、三焦之火合而熬煎，形成黑带的，临床上还不多见，故本节不做讨论。

治疗黑带的方法，亦须审因论治。肾虚的，宜温肾扶阳为主，佐以固涩；如因脾虚寒湿不化，则需扶脾为主，佐以温化寒湿。

【辨证论治】

黑带的发病原因，根据古代文献记载，结合临床经验，可归纳为肾虚和脾虚两种。虽然同属虚证，但有中焦和下焦的不同，因而表现在症状上也各有区别，治疗时就需随证而异。

1. 肾虚型

症状：带下黑色，质稀薄，量多，绵绵不止；月经紊乱甚或停闭，经色多晦暗，小腹有冷感，腰酸软，面色苍白，喜暖恶寒，大便时溏，小便清长；舌淡苔白，脉沉缓无力。

治法：温肾固摄。

方药：桂附止带汤（自制方）。

附片 9g（先煎）　肉桂 1.5g　续断 9g　焦艾 9g　茯苓 9g　芡实 9g　盐小茴 3g　乌贼骨 15g　金樱子 9g

服法：水煎，温服。

加减法：腰痛甚者，加鹿角霜 9g；下腹坠胀，阴中如有物坠出者，加升麻 4.5g。

2. 脾虚型

症状：带下色黑质薄，有清冷感；月经后期，色淡质清；面色萎黄，或气短神疲，四肢浮肿，手足不温，纳少便溏；舌淡，苔白腻，脉沉迟。

治法：健脾升阳，温化寒湿。

方药：加减寿脾煎（自制方）。

党参 12g　白术 9g　当归 6g　山药 6g　干姜（炮）6g　莲肉 6g　苍术 6g　白芷 6g　焦艾 9g

服法：水煎服。

第七章 妊娠疾病

妊娠是妇女正常的生理现象，本不属于疾病。如妊娠期间身体上有特殊变化，发生一些正常妊娠期不应有的症状，如恶阻、子肿、子痫、子淋、胎动不安、激经、转胞和妊娠腹痛等，就称为妊娠疾病。

妇女在妊娠期内，如果发生了疾病，不仅关系孕妇身体健康，而且会影响胎儿发育。因此，平时必须注意保健，有病应及时治疗。本章讨论以妊娠常见疾病的预防和治疗为主要内容。分妊娠诊断、妊娠卫生、妊娠疾病的病因与治疗及妊娠用药禁忌等。

妊娠诊断：妇女如无其他病状，而月经过期不至的，临床上当考虑其是否受孕，尤其妊娠的早期诊断，更需注意。如果错误地把怀孕当作经闭，误加攻伐，或将疾病误认为怀孕，妄投药剂，小则影响健康，大则危及生命。

1. 妊娠的诊断方法

古人根据长期的临床经验，认为妊娠诊断主要在诊脉。如《素问·阴阳别论》说："阴搏阳别，谓之有子。"《素问·平人气象论》说："妇人手少阴脉动甚者，妊子也。"《素问·腹中论》说："何以知怀子之且生也？身有病而无邪脉也。"王叔和说："尺中之脉，按之不绝，法妊娠也。"滑伯仁说："三部脉浮沉正等，无他病而不月者，妊也。"这些凭脉辨证的方法，都是历代医家的经验积累，可用于临床。但必须结合四诊分析，不能仅仅拘泥于脉象，避免造成误诊。

2. 妊娠期的卫生

妇人在受孕以后，必须注意卫生，才能在胎产期间防止疾病发生和保护胎儿的茁壮成长。古人所称胎教，即含有这种意义。如徐之才《逐月养胎法》载有"居必静处，男子勿劳"，"毋太饥，毋甚饱"，"毋食辛臊，毋食干燥"，"毋悲哀思虑惊动"，"身欲微劳，无得静处"，"毋处湿冷，毋着炙衣"。就是说，妊娠期房事要有节制；要调节饮食，少食厚味，不要过饥过饱，既要注意营养，又要避免妨碍消化；喜怒哀乐要有节制，不要过喜过悲，过忧过怒；要适当劳动，不要过于安闲，不宜攀高负重；要时常沐浴，但不宜过用热汤；要有充足的睡眠，但不宜偏卧一侧等。这些都是妊娠期应该注意的。现代医学的孕期卫生仍未超出这个范围。在临床上，必须指导妊妇善于摄生，才能保障妊妇和胎儿的健康，避免发生疾病。

3. 妊娠疾病的原因和治疗

引起妊娠疾病的原因，仍不出内伤七情、外感六淫，以及不内外因的跌仆损伤和饮食房劳等，临床时必须辨证论治。如因疾病而影响孕妇胎动的，宜治其病，病愈则胎安；如因胎动不安而导致病变的，宜安其胎，胎安则病自愈。这是治疗妊娠疾病的原则。安胎的方法，古人主张养血清热，以血为本；胎前用药宜凉，清热则血液不致妄行而能养胎。其实这种方法，并不全面，用于气盛有热的，可以收效，如属气虚偏寒的，就不适宜。最可靠的方法，仍然要根据寒、热、虚、实分别论治，不宜一概清热养血。妊娠疾病应从脾胃和肝肾方面着手治疗。因为脾胃为水谷之海，生化之源，胎儿依靠母体的血液来营养，脾胃健旺，血液充足，就能养胎。肾为元气之本，冲任之源，冲为血海，任主胞胎，所以，又有胎系于肾的说法。肝为肾之子，二者相互为用，滋养肝肾，就能调理冲任，从而起到护胎的作用。尤其体弱易于堕胎的孕妇，更要重视调理脾胃和滋养肝肾。至于古人所提出的汗、下、利小便三禁，虽然重要，但必须针对病情，灵活掌握。

4. 妊娠用药的禁忌

妇女在妊娠期中，由于有胎，用药就应注意。妊娠禁忌药可分为两类：一类是药性剧烈，影响孕妇和胎儿安全的，必须禁用。其中包括毒药、泻药、大热药和破血药等，如水银、砒石、芒硝、巴豆、牵牛、大黄、乌头、藜芦、大戟、芫花、商陆、麝香、干漆、茜根、牛膝、桃仁、红花、三棱、虫、水蛭、虻虫、芫菁、斑蝥等破血耗气的药品都可能引起堕胎。体虚而胎元不固的妊妇更易发生问题。所以，古人把这些列为禁忌药物。另一类是药性比较和缓，但对妊娠有妨害，也需谨慎使用。其中包括辛温香窜药、消导药和利尿药等，如肉桂、厚朴、南星、山楂、瞿麦、冬葵子、车前子等。可见，古人对妊娠用药非常慎重。但是，用时又不必过分拘泥，若病情需要，亦可斟酌使用。如《素问·六元正纪大论》说："妇人重身，毒之何如？岐伯曰：有故无殒，亦无殒也。大积大聚，其可犯也，衰其大半而止，过则死。"这给后世指出了在妊娠期使用禁忌药物的具体原则。由此可知，如孕妇无大病，则上列禁忌药物应当禁用或慎用，但在病情严重，病邪胶结时，需要使用的，亦可按证下药，就是"有病则病当之"的道理。只要掌握了"有故无殒"和"衰其大半而止"的原则，是不会发生问题的。

第一节　恶阻（妊娠呕吐）

【概述】

恶阻是妇人受孕后最常见的疾病。临床表现为恶心呕吐，头眩体倦，恶食择食，喜食酸咸果实，心中愦愦，恶闻食气等症状。《诸病源候论》称为"恶阻病"，《胎产心法》说："恶阻即恶心而饮食阻隔之义也。"《经效产宝》称为"子病"，《坤元是保》称为"病食"，《产经》谓之"阻病"，都是恶阻的异名。恶阻病的记载，最早见于《金匮要略·妇人妊娠病脉证并治》："妇人得平脉，阴脉小弱，其人渴，不能食，无寒热，名妊娠，桂枝汤主之。于法六十日当有此证，设有医治逆者，却一月，加吐下者，则绝之。""妊娠呕吐不止，干姜人参半夏丸主之。"说明中医学在公元二百年左右已经对恶阻有了明确的记载和治疗方法。

根据古代文献记载，恶阻的病因不一，有因胃气虚弱的，有因停痰积饮的，有因胎气上逆的。《校注妇人良方》说："妊娠恶阻病……由于胃气怯弱，中脘停痰。"戴思恭《证治要诀》说："盖其人宿有痰饮，血壅遏而不行，故饮随气上。"《妇人规》说："然亦有素本不虚，而忽受胎妊，则冲任上壅，气不下行，故为呕逆。"此外，《傅青主女科》认为，恶阻是肝气上逆，《医学入门》以为恶阻与经络有关，如说："子宫经络，络于胃口，故逢食引动精气冲上，必食吐尽而后精气乃安。"这些是古人对恶阻病源的各种说法。根据临床经验，一般恶阻，可归纳为胃虚、痰滞和胎气上逆三种。但是总的原因仍属胃气虚弱，无论痰饮或胎气，都是上逆犯胃，才能发生呕吐。如果胃气强盛，就能控制上逆之气。因此，治疗本病，除针对病因辨证施治外，特别要照顾胃气，才能收到很好的效果。

【辨证论治】

产生恶阻的原因，虽然可以归纳为上述三种，但有寒热虚实的不同，辨别证候，仍要以此为依据。如因胃气虚弱，必见胸满腹胀，精神倦怠，大便溏泻，舌淡口和，脉滑无力；偏寒则面色苍白，喜热畏冷，苔白脉迟；偏热则呕苦吐酸，嘈杂心悸，舌红苔黄脉数；如因痰积，必然头晕心烦胸满，苔白腻脉滑；兼气郁，必胸胁胀痛，精神郁闷；如因胎气上逆，则呕吐清水或酸水，头胀眩晕，时有嗳气。诊断时，应本着"轻者不服药亦无妨"的原则，因轻者往往经过一段时间则症状逐渐消失而痊愈。《医宗金鉴》说："轻者过期自然勿药而愈，重者须以药治之。"这是完全正确的。更有经过治疗，病情反而增加的，即应停药休养。《金匮要略》说："设有医治逆者，却一月加吐下者，则绝之。"指出误治或愈治愈重的，则当谢绝医药，采取饮食调养的方法。可见病不重或愈治愈重的，均不宜用药医治，以免引起其他变化。如必须用药治疗，则应掌握证候，辨别原因，给予适当的处理。属于胃气虚弱的，宜健脾和胃；如因停痰积饮的，宜豁痰养胃；如系胎气上逆的，则宜降逆顺气。其中偏寒、偏热、夹食、夹郁的，又当根据病情，随证加减。

恶阻一证，除用药物治疗外，在饮食、生活起居等方面亦应加以注意。对孕妇所喜爱的食物，在可能的情况下，应随其意而予之。这样，对孕妇健康的恢复有很大的帮助。万密斋说："凡妊娠恶食者，以其所思任意食之必愈。"吴谦也说："若无他病择食者，须随其意而与之。"可见治疗恶阻，虽然有一定的用药原则，同时也应适合病情的需要，注意饮食，不是单独依靠药物。

1. 胃弱型

症状：孕后呕不能食，胸满腹胀；平素体弱，精神倦怠，大便溏泻；舌淡口和，苔白，脉滑无力。

治法：和中健胃，降逆止呕。

方药：六君子汤（《和剂局方》）。

党参 15g　茯神 12g　白术 9g　法半夏 9g　陈皮 6g　炙甘草 3g

服法：水煎服。

加减法：兼气滞的胸脘饱闷，时欲嗳气作呕者，去甘草，加南藿香 6g，木香 3g，砂仁 4.5g。

兼证：如兼寒者，妊娠初期，得食则呕，吐后即止，中脘作痛，舌淡苔白滑，脉寸滑关濡。宜温中止呕，人参丁香散（《济阴纲目》）主之。

党参（原用人参）9g　公丁香 1.2g　南藿香 6g

水煎服，一日三次。腹痛者，加蕲艾 6g；呕甚者，加淡干姜 15g，茯苓 9g。

2. 痰滞型

症状：妊娠初期，呕吐痰涎；头晕心烦，胸满不思食，膈间有水，心悸气促；舌质淡，苔白腻，脉弦而滑。

治法：燥湿化痰，降逆止呕。

方药：加味二陈汤（自制方）。

陈皮 6g　法半夏 4.5g　茯苓 9g　甘草 1.5g　茅苍术 3g　枳壳 6g　生姜 1 片

服法：水煎服。

加减法：气虚，曾经有过流产史者，去枳壳，加续断 9g，党参 12g，蕲艾 9g，砂仁 3g。

兼证：如痰郁化热者，口干而苦，烦热愦闷，夜寐不安，大便干燥，小便黄赤；舌苔黄腻，脉象滑数。宜清热化痰，芩连半夏竹茹汤（自制方）主之。

黄芩 6g　黄连 3g　法半夏 6g　竹茹 9g　龙胆草 3g　旋覆花

4.5g　枳壳 6g

水煎，温服。

气滞胸胀，时欲嗳气者，加木香 6g。

3. 胎气上逆型

症状： 妊娠呕吐清水或酸水；头胀眩晕，心胸惯闷，起坐不安，时时嗳气，饮食减少；苔薄白，脉滑。

治法： 和胃降逆，顺气平呕。

方药： 六君子汤（《和剂局方》）。

党参 15g　茯神 12g　白术 9g　法半夏 9g　陈皮 6g　炙甘草 3g

兼证：

（1）偏寒：口中淡腻，胸脘满闷，神疲，怠惰踡卧，苔白腻，脉濡或缓。宜顺气降逆，加减半夏茯苓汤（自制方）主之。

法半夏 6g　茯苓 9g　广陈皮 6g　砂仁 1.5g　厚朴花 6g　木香 4.5g　炒蕲艾 6g

水煎，温服。

（2）偏热：口苦而干，面色红润，心烦嘈杂，恶闻食臭，小便短赤；舌质红，苔黄，脉弦滑而数。宜清热降逆，加味栀豉汤（自制方）主之。

山栀子 9g　香豉 4.5g　枳壳 4.5g　竹茹 9g　法半夏 4.5g　木香 6g　黄连 1.5g　苏叶 2.1g

服法： 水煎服。

兼证： 兼见肾虚者，妊娠期中，腰酸无力，精神疲乏，饮食减少，食后即呕；小便频数量多；舌淡口和，苔薄白，脉寸滑尺弱。宜温肾纳气，降逆和胃，温肾降逆汤（自制方）主之。

杜仲 12g　续断 9g　菟丝子 9g　桑寄生 15g　炒蕲艾 9g　广陈皮 6g　砂仁 3g　法半夏 6g

水煎服。

上述恶阻诸证，如兼见呃逆者，务宜注意，恐气逆不降，引起胎动不安，甚至堕胎。处方时，需随证化裁。气不虚者，加旋覆花 6g，赭石 9g；内热者，加枇杷叶 15g，柿蒂 6g；肾虚者，加干刀豆 1 片，烧灰存性冲服；寒证者，加丁香 1.5g。

第二节　子肿（妊娠水肿）

【概述】

妇女在妊娠期中发生水肿，称为子肿。妇科学上的胎水、子气、子满、脆脚、皱脚等名称，都是指子肿病。《女科经纶》引陈良甫语说："妇人胎孕至五六个月，腹大异常，胸腹胀满，手足面目浮肿，气逆不安，此由胞中蓄水，名曰胎水。不早治，生子手足软短，有疾，或胎死腹中。"《医宗金鉴》说："头面遍身浮肿，小水短少，属水气为病，故名曰子肿；自膝至足肿，小水长者，属湿气为病，故名曰子气；遍身俱肿，腹胀而喘，在六七个月时者，名曰子满；但两脚肿而肤厚者属湿，名曰皱脚；皮薄者属水，名曰脆脚。"其实这些症状都是水肿的表现，只是肿的部位和程度不同而已，所以通称子肿。

子肿的原因主要是脾虚不能制水，以致水气流溢于外。昝殷《经效产宝》说："妊娠肿满，脏气本虚，土不克水。"《圣济总录》说："妊娠脾胃气虚，经血壅闭则水饮不化。"也有因湿滞、气滞、肾虚而引起的，如张仲景说："妊娠有水气，身重，小便不利，洒淅恶寒，起即头眩，葵子茯苓散主之。"《女科经纶》引陈良甫语说："胎气壅塞成湿，致身体胁腹浮肿，喘急气促，小便涩，法当疏壅气，行水湿。"临床上亦常有因命门火衰，不能上温脾土，下运膀胱，以致水道不利而引起的。说明引起本病的根本原因是脾虚水气泛滥，治疗时宜以健脾利湿为主，佐以顺气安胎；如命门火衰，宜配以温肾之品。审证投方，自能收效。

【辨证论治】

妊娠水肿，既然有脾虚、湿滞、气滞、肾虚等病因，表现在症状上，就各有不同。临床时要辨明类型，掌握症状，分别施治。

1. 脾虚型

症状：妊娠面目四肢浮肿；面色萎黄，神疲无力，懒于言语，四肢冷，口淡，胸闷不思食，大便溏，小便少，白带多；舌淡，苔薄白而润，脉虚滑。

治法：培土利水。

方药：全生白术散（《全生指迷方》）。

蜜炙白术 12g　茯苓皮 12g　生姜皮 6g　大腹皮 6g　陈皮 6g

服法：水煎服。

兼证：兼见气弱者，妊娠数月，消化不良，食少腹胀，大便不实，下肢肿胀；气短神倦，面色萎黄，舌淡口和；苔白滑，脉濡而虚。宜补气升阳，加减参苓白术散（自制方）主之。

党参 9g　扁豆 12g　焦白术 9g　茯苓 9g　茅苍术 4.5g　砂仁 3g　炙升麻 3g　广陈皮 6g

水煎服。

2. 肾虚型

症状：妊娠数月，面浮肢肿；面色晦暗，心悸气短，下肢畏寒，腰胀腹满；舌淡，苔薄白而润，脉迟。

治法：温肾行水。

方药：桂附苓术饮（自制方）。

厚附片 9g　　肉桂 3g　　茯苓 12g　　茅苍术 6g　　炒远志 6g　　生姜皮 6g　　制台乌 4.5g

服法：水煎服。

3. 湿滞型

症状：妊娠肢体浮肿；面色白润，怕冷，头胀眩重，心悸胸满，腰酸腿软，小便不利；苔白腻，脉象沉滑。

治法：利湿行水。

方药：加减五皮饮（自制方）。

茯苓皮 9g　　大腹皮 6g　　五加皮 6g　　桑枝 15g　　防己 6g　　苍术 4.5g　　建菖蒲 1.5g　　茵陈 6g

服法：水煎，温服。

兼证：

（1）胎水肿满：怀孕五六月，腹胀大异常，胎间有水气，小便不通，手足面目浮肿；舌淡，苔薄而滑，脉虚。宜理脾和血，千金鲤鱼汤（《备急千金要方》）主之。

小鲤鱼 1 尾　　白术 15g　　茯苓 12g　　当归 9g　　芍药 9g

上药共为细末，先将小鲤鱼用白开水煮沸取汁，每次汁二盏，入药末 15g，生姜 7 片，橘皮少许，煎至七分，空心服。

如孕妇阳虚体弱，气短肢冷者，加桂枝尖 4.5g，厚附片 9g。

（2）兼胃寒：肢体肿胀；大便溏泄，小便不利，胸闷不欲食，时呕清水，口淡无味；苔白腻，脉沉。宜温胃燥湿利水，加减胃苓汤（自制方）主之。

茅苍术 6g　砂仁 3g　扁豆壳 12g　防己 6g　大腹皮 6g　生姜皮 6g

水煎服。

（3）兼脾虚：肢体面目浮肿；胸闷不食，腰酸腿软，小便时少；苔白而腻，脉寸滑关濡。宜温运脾阳，佐以渗湿，加减五苓散（自制方）主之。

桂木 6g　白术 6g　苍术 6g　砂壳 4.5g　茯苓皮 12g　泽泻 6g　扁豆壳 24g　猪苓 6g

水煎，温服。

4. 气滞型

症状：妊娠三月之后，先是脚浮肿，渐至腿膝；步行艰难，甚至脚趾间出黄水；胸胁作胀，晨轻晚重，食少苔腻，脉沉弦。

治法：理气行水。

方药：理气渗湿汤（自制方）。

生香附 9g　木香 6g　砂壳 4.5g　厚朴花 6g　茅苍术须 6g　五加皮 9g　茯苓皮 9g　桑枝 15g

服法：水煎服。

加减法：腹胀自觉矢气稍舒者，加老萝卜头 9g，青皮 4.5g，陈皮 4.5g。

第三节　子　痫

【概述】

妊娠六七月，或正值分娩，或产褥期间，突然颈项强直，筋脉挛急，目睛直视，牙关紧闭，抽搐不省人事；甚则全身痉挛，角弓反张，类似癫痫，少时自醒，醒后又如常人。这些症状，称为子痫，又名子惊。病情严重的，持续时间较长，反复发作，甚至经常恍惚，搐搦持续不断。这是妊娠期的严重疾病，如不及时治疗，往往可引起孕妇死亡。《诸病源候论》说："妊娠而发者，闷冒不识人，须臾醒复发，亦是风伤太阳之经作痉也，名子痫，亦名子冒也。"《医宗金鉴》说："孕妇忽然颠仆抽搐，不省人事，须臾自醒，少顷复如好人，谓之子痫。"这是古人根据症状命名的。

发生本病的原因很多，《诸病源候论》说："体虚受风，而伤太阳之经，停滞经络，复遇寒湿相搏。"《校注妇人良方》说："妊娠体虚受风，而伤足太阳经，遇风寒相搏，则口噤背强，甚则腰背反张，名之曰痉。"这两种论述都认为本病是因体虚，风寒外袭所致。《产科心法》说："孕妇血虚，风邪入肝。"《沈氏女科辑要笺正》曰："妊妇卒倒不语，或口眼歪斜，或手足瘈疭，皆名中风。或腰背反张，时昏时醒，名为痉，又名子痫。古来皆作风治，不知卒倒不语，病名为厥，阴虚失纳，孤阳逆上之谓。口眼歪斜，手足瘈疭，或因痰滞经络，或因阴亏不吸肝阳，内风暴动。"《胎产心法》云："孕妇忽然僵仆，痰涎壅盛，不省人事，乃是血虚而阴火上炎，鼓动其痰。"综合以上诸家学说，参以临床经验，子痫的原因可以归纳为风寒所伤、肝热生风、阴亏血虚、阳虚湿泛等证型。临床时，必须分析病因、症状，辨证施治。

【辨证论治】

子痫一证，从临床症状来看，可以分为轻重两类。轻证仅觉头痛眩晕，全身疲劳，有时足踝及小腿部有轻度浮肿；重证则剧烈头痛，恶心呕吐，甚则抽搐，渐至牙关紧闭，神志昏迷，痰涎壅盛，身体强直，角弓反张。至于因风因热，或气虚血虚，当结合舌脉等来分析。

子痫的治法，《医学心悟》说："大抵此证，胎气未动，以养血定风为主；胎气既下，则宜大补气血为主。"这是治疗本证的要领。但在临床上，又需结合病情，分辨寒热虚实，立法遣方，一般以平肝、养血、祛风、化痰为主。肝热盛而生风的，则平肝息风；风寒外袭的，则宜祛风散寒；血虚气弱，着重养血益气；阳虚湿泛的，又当温阳化湿。若在产后发生本证，则应以大补气血为主，佐以平肝息风。现就常见的肝热、风寒、血虚、阳虚四种类型的症状和治法分论如下：

1. 肝热型

症状：妊娠数月，平日头晕眼花，面赤，有时发热，性情烦躁；病时突然昏倒，神志不清，四肢抽搐；舌红，苔黄褐，脉弦数。

治法：清热养血，平肝息风。

方药：龙胆羚羊角汤（自制方）。

龙胆草 9g　黄芩 6g　干地黄 9g　羚羊角 3g（磨汁冲服）　茯神 9g　丹参 3g　车前子 6g

服法：水煎，微温服。

加减法：痰涎壅盛，加竹沥 30 滴，亦可加竹黄 6g。

兼证：内热甚者，兼有口苦尿赤，烦躁或有谵语。宜泻热清心，加味黄连解毒汤（自制方）主之。

黄连 3g　黄柏 6g　栀子 9g　黄芩 6g　犀角 3g（磨汁冲服）

水煎服。

抽搐甚者，加石决明 15g，草决明 15g。

2. 风寒型

症状：妊娠数月，肢体常痛，有时面浮肢肿，憎恶风寒，头痛胸闷；忽然呕恶，昏闷不识人；舌淡，苔白润，脉浮滑而紧。

治法：疏解风寒。

方药：葛根汤（《伤寒论》）。

桂枝 6g　葛根 6g　麻黄 3g　白芍 6g　甘草 3g　生姜 1 片

服法：水煎，温服。

兼证：风寒夹痰者，症状同上，惟发病时喉间痰鸣。宜祛风化痰，祛风导痰汤（自制方）主之。

法半夏 9g　陈皮 6g　胆南星 6g　钩藤 9g　茯苓 9g　桂枝 6g　葛根 6g　甘草 3g　荆竹沥 20 滴

水煎，温服。

3. 血虚型

症状：妊娠数月，平时头晕目眩，心悸气短，面色萎黄，或有浮肿，病发时头痛甚剧，颠仆不省人事；舌淡无苔，脉虚细而弦。

治法：养血息风。

方药：钩藤汤（《证治准绳》）。

钩藤 9g　当归首 6g　茯神 12g　泡参 12g　桑寄生 30g　桔梗 6g

服法：水煎服。

加减法：如已见抽搐者，加阿胶珠 9g，牡蛎 12g；血虚而液少者，去当归，加生白芍 9g，地黄 9g。

4. 阳虚湿泛型

症状：怀孕数月，面浮肢肿，气促尿短，心累神倦；发病时骤然昏昧，不知人事，牙关紧闭，有时抽搐；舌淡或微有紫色，苔白，脉滑重按无力。

治法：温化行水。

方药：加味五苓散（自制方）

白术 9g　茯苓皮 9g　猪苓 6g　泽泻 4.5g　肉桂 3g　生姜皮 3g　五加皮 6g　炒远志 4.5g

服法：水煎，温服。

第四节　子　淋

【概述】

妇人怀孕数月，小便频数，点滴而下，并有疼痛的症状，称为子淋。《医宗金鉴》说："孕妇小便频数窘涩，点滴疼痛，名曰子淋。"《胎产指南》说："孕妇小便涩，或成淋沥，名曰子淋。"产生子淋的原因，根据古代文献记载，有虚热、郁热和气虚。《诸病源候论》说："淋者，肾虚膀胱热也。肾虚不能制水，则小便数也；膀胱热则水行涩，涩而且数，淋沥不宣。妊娠之人，胞系于肾，肾患虚热成淋，故谓子淋也。"《叶天士女科》说："妊娠因酒色过度，内伤胞门，热结膀胱，小便淋涩，心烦闷乱，名曰子淋。"指出因肾虚有热所引起的子淋。也有由于郁热内蕴，结于膀胱的，《女科经纶》引万密斋曰："……或服食辛热，因生内热者……"《校注妇人良方》薛立斋注："若肝经湿热，用龙胆泻肝汤。"在临床上，常因心经有热，移于小肠，传入膀胱的，也属于郁热的范围。还有因气虚，不能通调水道，而致小便淋沥的。临证时应详细审察，辨明虚实，才能做出正确的诊断。

子淋的治疗，需视证候的虚实和有热无热，分别论治。一般以滋水、泻热、通淋为主。若虚而无热者，又宜以扶气开提为主。必须慎用滑利的药物，以防堕胎。

【辨证论治】

导致子淋的原因，虽然有虚实，但大都有热象。若鉴别虚实，必须结合四诊进行诊断。大凡属于郁热的，多见面红气盛，口苦而干，脉数有力；属于虚热的，则精神较差，头目眩晕，口干不喜饮，脉象虚数。

1. 虚热型

症状：怀孕数月，小便频数涩少，或时觉尿道作痛，尿黄；体瘦面红，头目眩晕，有时两颧发红，或午后潮热，咽燥口渴，心烦，夜寐不安；舌质红，苔黄燥或光剥无苔，脉虚数。

治法：泻热养阴。

方药：知柏地黄饮（自制方）。

黄柏 6g　黄芩 6g　知母 9g　生地黄 15g　玄参 9g　甘草梢 6g
山栀子 6g

服法：水煎，温服。

2. 郁热型

症状：妊娠小便黄赤，艰涩不利，解时疼痛，频数而短；面色微红，口苦而干，烦躁不安，大便燥结，带下黄色；舌红，苔厚黄而燥，脉滑数有力。

治法：清热通淋。

方药：加减局方五苓散（自制方）。

赤苓 9g　　赤芍 6g　　子苓 3g　　甘草梢 4.5g　　琥珀（刮末冲）1.5g
灯心草 30 茎

服法： 水煎服。

兼证：

（1）如肝经郁热甚，呈现头昏耳鸣，咽燥口苦、烦躁等现象，宜清肝泄热，清热通淋汤（自制方）主之。

黄连 6g　　黄柏 9g　　胆草 6g　　焦山栀 9g　　甘草梢 6g　　车前草 9g

水煎服。

（2）如心经郁热，妊娠期中，面赤心烦，口干舌燥，渴欲冷饮，睡眠不静，小便频数，溲前尿道作痛；舌红苔黄，脉数有力。宜泻热清心，连翘清心饮（自制方）主之。

连翘心 6g　　莲子心 3g　　竹叶心 9g　　灯草心（每根尺许）30根　　焦栀子 9g　　黄连 3g　　银花 9g

水煎服。

如尿后带有少许血液者，加赤芍 6g，茅根 9g。

3. 气虚型

症状： 妊娠数月，小便频数而痛，尿量不减，色白，有时呈淡黄色，欲解不能；腰部作胀；舌淡，苔正常，脉缓无力。

治法： 补气升提。

方药： 益气止淋汤（自制方）。

泡参 9g　　杜仲 9g　　续断 9g　　制益智 6g　　茯苓 6g　　甘草梢 4.5g　　炒车前子 4.5g　　升麻 2.4g

服法： 水煎服。

第五节 胎动不安、堕胎、小产

【概述】

妊娠胎动，如有下坠之状，腰酸腹痛，或兼漏红，称为胎动不安。《医宗金鉴·妇科心法要诀》说："五七月已成形象者，名为小产；三月未成形象者，谓之堕胎。……若怀胎三、五、七月，无故而胎自堕，至下次受孕亦复如是，数数堕胎，则谓之滑胎。"这对堕胎、小产、滑胎做了清楚的说明。

胎动不安虽然与堕胎、小产发生的症状和时间不同，但发病的原因是相同的。而胎动不安又为堕胎或小产的先兆。因此，在临证时，应及早注意胎动不安的病象。

发生胎动不安、堕胎、小产的原因，古人有多种说法。《格致余论》说："阳施阴化，胎孕乃成，血气虚损，不足营养，其胎自堕。或劳怒伤情，内火便动，亦能堕胎。"《医宗金鉴》说："若冲任二经虚损，则胎不成实。"《女科经纶》引戴景元之说："妇人觉有妊，男即不宜与接，若不忌，主半产。"又引王海藏之说："……劳力跌仆闪挫，伤动其胎而堕。"归纳各家的论述，堕胎、小产的原因有气血虚弱、冲任虚损、肝气抑郁、房室不节，以及跌仆损伤等；至于滑胎，则又以先天不足，肾气衰弱，或脾弱中虚，或肝郁素盛，或房室失度为重要原因；也有因母病影响胎气，因胎动以致母病的。临床上必须细心观察。

治疗胎动不安、堕胎和小产，必须依据发病原因，辨明寒热虚实，才能确定治疗方法。古人虽有逐月安胎之法，如果不辨病情，按月投药，就不一定恰当。《妇人规》说："凡妊娠胎气不安者，证本非一，治亦不同。盖胎气不安，必有所因，或虚或实或寒或热，皆能为胎气之

巴蜀名医遗珍系列丛书

病，去其所病，便是安胎之法。故安胎之方，不可执一，亦不可泥其月数，但当随证随经，因其病而药之，乃为至善。若谓白术、黄芩乃安胎之圣药，执而用之，鲜不误矣。"很明白地指出胎气不安，当分寒热虚实，随证随经，采用相应的方法治疗，不能执方治病，贻误病情，这种见解非常正确。至于具体处理方法，不仅要注意到寒热虚实，采用温清补泻的方药，同时还要注意补养肝肾，使胎元稳固（一面治病，一面安胎）。如果下血较多，小腹坠胀特甚，或胎死腹中，已不能再安者，应当迅速促其流产，以免发生意外。如已经堕胎或小产，则按产后处理。

【辨证论治】

发生胎动不安或堕胎、小产的原因，归纳起来，不外寒、热、虚、实四种。《妇人规》说："胎气有寒而不安者，其证吞酸吐酸，或呕恶胀满，或喜热畏凉，或下寒泄泻，或脉多沉细。……有热而不安者，其证必多烦热，或渴或躁，或漏血溺赤，或六脉滑数。有虚而不安者，最费调停，然有先天虚者，有后天虚者，胎元攸系，尽在于此。先天虚者，由于禀赋，当随其阴阳之偏，渐加培补，万毋欲速，以期保全。后天虚者，由于人事，凡色欲劳倦、饮食七情之类，皆能伤及胎气，治此者当察其所致之由，因病而调，仍加戒慎可也……胎气有实滞气滞，凡为恶阻，为胀满而不安者，惟其素本不虚，而或多郁滞者乃有之。"指出胎动不安有寒热虚实等原因，而虚证最费调停，并且强调胎元攸系，尽在于此。这是临床上必须注意的。兹就气虚、血虚、肾虚气郁等症状和治疗，分别论述于下。

1. 气虚型

症状：平素体质不强，妊娠腰酸腹胀，或有下坠感，或痛或不痛；

面色白，精神疲乏，言语无力，怕冷；胎动不安，阴道有少许出血，小便频数；舌淡红，苔薄白，脉滑少力。

治法：补气安胎。

方药：加减补中益气汤（自制方）。

黄芪 15g　党参 15g　白术 9g　陈皮 6g　升麻 3g　柴胡 3g　阿胶 6g（冲化）焦艾 6g　甘草 3g

服法：水煎服。

加减法：大便溏薄，胃纳不佳者，加砂仁 6g，扁豆 12g。

兼证：如起居不慎，引起胎动的，多因平素气虚，妊娠三月左右，腰腹胀痛，或有阴道出血，脉滑数。宜补气固肾安胎，补气安胎饮（自制方）主之。

党参 12g　白术 6g　茯神 9g　杜仲 9g　续断 9g　桑寄生 15g　蕲艾 9g　阿胶 6g　乌贼骨 15g

水煎，温服。

2. 血虚型

症状：妊娠腰酸腹胀，或有疼痛，自觉胎动不安，或阴道流血；面色萎黄，头晕心悸；舌质淡红，苔薄或无苔，脉细滑。

治法：补血安胎。

方药：胶艾安胎饮（自制方）。

秦归 6g　阿胶 9g　蕲艾叶 9g　干地黄 9g　杭芍 3g　桑寄生 15g　甘草 3g

服法：水煎，温服。

兼证：如阴虚血燥，妊娠三四月，有时头晕目眩，心悸烦躁，腰酸腹胀，大便干燥，皮肤不润；舌质红，苔光滑或黄燥，脉细数而滑。宜养血润燥，阿胶养血汤（自制方）主之。

阿胶珠 6g　泡参 9g　干地黄 9g　麦冬 6g　女贞子 6g　旱莲草（炒）6g　桑寄生 15g

水煎，温服。

3. 脾虚型

症状：妊娠腹痛，胎动不安，或阴道有淡红色血液流出；胸闷食少，大便溏泻；舌质淡，苔白而润，脉沉滑而弱。

治法：补脾安胎。

方药：安胎寄生汤（《妇人良方大全》）。

桑寄生 15g　白术 15g　茯苓 3g　甘草 3g

服法：水煎，温服。

兼证：如脾虚气弱，妊娠四五月，腰酸腹痛，有时下血；气短神疲，面色浮黄，大便溏泻；舌淡苔白滑，脉沉滑无力。宜补气健脾，加味异功散（自制方）主之。

党参 15g　白术 12g　茯苓 6g　甘草 3g　广陈皮 6g　蕲艾 9g　乌贼骨 24g　续断 9g

水煎，温服。

4. 肾虚型

症状：妊娠胎动不安，时或阴道出血；腹胀腰酸特甚，两腿软弱，头眩耳鸣，小便频数或失禁；尺脉微弱而滑，或反虚大，舌淡苔薄。

治法：固肾安胎。

方药：补肾安胎饮（自制方）。

党参 12g　白术 6g　杜仲 12g　续断 12g　狗脊 6g　制益智 6g　阿胶珠 6g　蕲艾 9g　菟丝子 9g　补骨脂 6g

服法：水煎，温服。

5. 气郁型

症状：除胎动不安，或腹痛下血外，多兼精神抑郁，心烦易怒，胁肋胀痛，时有潮热，嗳气食少，或呕苦吐酸；脉弦而滑，苔薄黄。

治法：平肝解郁以安胎。

方药：加减逍遥散（自制方）。

柴胡4.5g　白芍9g　茯苓9g　白术6g　甘草3g　山栀仁9g
蕲艾9g

服法：水煎，温服。

加减法：心烦甚者，加黄芩6g；出血多者，加乌贼骨24g，生地黄炭9g。

以上为一般胎动不安的常见类型，至于兼寒兼热或跌仆损伤，当针对病情，辨证施治。发生胎动不安，势将堕胎或小产的情况，有时很不容易区别。一般有严重的流血，或剧烈的下腹部疼痛而胀，即有堕胎或小产的可能。在临床上应细心观察，正确判断，以达到安胎保胎的目的。假如胎儿已经死亡，则应尽快促使流产，以免影响母体健康或发生危险。

第六节　激经、胎漏

【概述】

妇女在妊娠前半期，月经仍按时而来，惟量少于平时，名曰激经。如孕妇体质较弱，腰常酸痛，阴道时常流血，或点滴不止，称为胎漏，亦名漏胎。胎漏和激经不同，激经是异常的生理现象，不必用药治疗，到妊娠四五月后，胎儿壮大，经水自然停止；胎漏则属于病理范围，如久漏不止，就将引起流产。

胎漏产生的原因有血热、气虚、血虚及房室失节等。《女科经纶》引朱丹溪语："胎漏多因于血热，然有气虚血少者。"指出血热和血虚引起胎漏。《校注妇人良方》说："妊娠下血，服凉血之药，下血益甚，食少体倦，此气虚不能摄血也。"此指指胎漏由于气虚。《女科经纶》引《产孕集》之说："……然亦有胎本不固，因房室不节，先漏而后胎堕者，须作漏胎治，又不可不审也。"说明房室不节，亦可导致胎漏。上述种种，均能影响冲任，而引起胎漏下血。盖冲任两脉为经血之海，皆起于胞中，手太阳小肠经、手少阴心经互为表里，给养其胎。若冲任气虚，不能制约其经血，则经水漏下。表现在临床上，又各有不同的见症，必须详审，辨证施治。

【辨证论治】

胎漏以下血为主要症状，在证型上有寒热虚实的不同。实证多见面红唇赤，气盛灼热，舌质红，脉数；虚证多见形寒畏冷，神疲无力，面色萎黄，心悸，下血量少，色淡，舌质淡苔白，脉虚细。

治疗本病以止血为主，佐以安胎，结合病情的寒热虚实，分别处理。一般血热的，宜清热止血；气虚的，宜益气止血固胎；血虚的，宜养血安胎；房室不慎，损伤冲任的，容易引起堕胎，急予滋养肝肾，佐以止血，尚可挽救；若已胎动欲堕，当以安胎为主。总之，胎漏下血，可能发展成堕胎小产，因此，治疗本病，在初期就应注意。

1. 血热型

症状：妊娠胎漏下血，或有腹痛；面红唇赤，心悸烦热，夜寐不安；或发热不恶寒，掌心灼热，口干咽燥，小便短黄，大便秘结；舌质红，苔黄少津，脉数而滑。

治法：清热养血，止漏安胎。

方药：加减阿胶汤（自制方）。

炒栀子 6g　黄芩 9g　侧柏叶 9g　阿胶 6g　生地黄 9g　白芍 4.5g

服法：水煎，温服。

加减法：烦躁发热，漏血过多者，加旱莲草 9g，黄连 3g。

兼证：血热兼肝郁者，妊娠经血时下；口苦咽干胁胀，心烦不寐，手足心发热；舌红苔微黄，脉弦数而滑。宜平肝清热，舒郁清肝饮（自制方）主之。

生地黄 9g　柴胡 4.5g　白芍 9g　茯苓 6g　白术 6g　山栀子 6g　黄芩 4.5g

水煎，温服。

2. 气虚型

症状：体质素弱，孕后胎漏下血，颜色不鲜；腰胀，腹不痛，面色白，精神倦怠怕冷，心累气短，食欲不振，小便频数；舌淡红，苔薄白，脉虚滑或缓滑。

治法：补气益肾，止血安胎。

方药：扶气止血汤（自制方）。

党参 12g　白术 6g　熟地黄 9g　续断 9g　焦艾 9g　桑寄生 15g　黄芪 15g

服法：水煎，温服。

兼证：兼血虚者，同上证，惟下血量少，宜补气养血，补气安胎饮（自制方）主之。

党参 12g　白术 6g　茯神 9g　杜仲 9g　续断 9g　桑寄生 15g

蕲艾 9g　阿胶 6g　乌贼骨 15g

水煎，温服。

3. 血虚型

症状：妊娠胎漏下血，量少色淡；面色萎黄，头目眩晕，心悸少寐，手心烦热，大便干燥；舌淡红，苔薄黄或无苔，脉细数而滑。

治法：补血养阴安胎。

方药：加味二黄汤（自制方）。

生地黄 9g　熟地黄 9g　旱莲草 9g　女贞子 9g　白术 6g

服法：水煎，温服。

兼证：兼肾虚者，同上证，但有腰酸痛腹胀。宜养血滋肾，阿胶养血汤（自制方）主之。

阿胶珠 6g　泡参 9g　干地黄 9g　麦冬 6g　女贞子 6g　旱莲草（炒）6g　桑寄生 15g

水煎，温服。

4. 劳损型

症状：体质较弱，胎气不固，复因房室不慎，或劳倦过度，遂致胎漏下血；腰酸腿软，神疲乏力；舌淡，苔正常，尺脉沉滑无力。

治法：补肾固冲，止血安胎。

方药：加减补肾安胎饮（自制方）。

党参 15g　白术 6g　茯神 9g　杜仲 9g　续断 12g　菟丝子 12g

阿胶 6g（蒸化兑服）　蕲艾 9g　乌贼骨 15g　桑寄生 15g

服法：水煎，温服。

第七节　转胞（妊娠小便癃闭）

【概述】

妊娠七八月，小便不通，饮食如常，甚则小腹胀急，心烦难寐，称为转胞。《金匮要略》说："妇人病，饮食如故，烦热不得卧，而反倚息者，何也？此名转胞，不得溺也。"又说："妊娠小便难，饮食如故，当归贝母苦参丸主之。"产生本病的原因，根据《金匮要略》的记载："以胞系了戾，故致此病。"而引起胞系了戾，有虚弱和湿热两种因素。《女科经纶》引朱丹溪语曰："妊娠七八月，小便不通，百医不能利，转急胀，诊之脉细弱，此气血虚弱，不能上载其胎，故胎重坠下，压住膀胱下口，因此溺不得出。"指出转胞属于虚弱。《校注妇人良方》说："夫妊娠小便不通，由小肠有热，热入于胞，内热结甚者，故令小便不通也。"指出转胞由于湿热。此外，历代医家还有"脾肺气虚，不能下输膀胱"，"气热郁结，膀胱津液不利"，"脾土湿热盛而不利"，"饱食用力，或合阴阳"等说法。但是，虚弱和湿热两种类型是临床上常见的，诊断时必须注意。

【辨证论治】

转胞的病因分为虚弱和湿热两种。但虚弱之中，有肾虚和气血虚弱的不同；湿热亦有热盛湿盛的分别。虚弱证多面色苍白，气短神疲，头晕畏冷，便溏脉弱；湿热证多小腹胀痛，心烦内热，苔黄，脉滑数。各证中又有偏寒偏热，夹郁夹瘀等情况，临床时当察其所因，分别施治。属于气血虚弱的，宜补气益血；属于肾虚的，宜温化肾阳；属于湿热的，宜清热利湿。如有兼症，应随症用药，切忌浪投通利，既无益于病，反损伤正气。其治法可与子淋病相互参考。

1. 气血虚弱型

症状：妊娠七八月，小便不通，脐腹作胀，甚则喘逆，坐卧不宁，神疲懒言，头目眩晕，舌淡苔薄，脉滑无力。

治法：益气养血，温脬利尿。

方药：阿胶五苓散（自制方）。

白术 6g　茯苓 9g　猪苓 6g　泽泻 6g　肉桂 1.8g　阿胶 6g

服法：水煎，温服。

加减法：气短大便坠胀者，加党参 12g，桔梗 6g；水湿停滞者，去阿胶，加茵陈 12g，大腹毛 6g。

兼证：偏气虚者，妊娠小便不通，气虚下陷，脐腹胀痛，面色苍白带青，心悸气短，神倦食少；舌淡苔白，脉沉滑无力。宜补气为主，佐以升提，益气导溺汤（自制方）主之。

党参 15g　白术 6g　扁豆 9g　茯苓 9g　桂枝 3g　炙升麻 3g
甜桔梗 4.5g　通草 6g　台乌 4.5g

水煎，温服。

2. 肾虚型

症状：妊娠小便短数，继则不通；小腹胀满而痛，不得卧，四肢面目浮肿，身体疲乏，头眩怕冷，腰腿酸软，面色白；舌质淡，苔薄白，脉沉滑。

治法：温补肾阳，行水利湿。

方药：减味肾气丸（自制方）。

砂仁拌熟地黄 6g（作丸量240g）　山萸肉 6g（120g）　泽泻 9g
（90g）　茯苓 9g（90g）　怀山药 9g（120g）　肉桂 1.5g（30g）　附子（先煎 1 小时）9g（30g）

服法：水煎，温服（作丸，以七味研细末，炼蜜和丸如梧子大，酒下 5 丸，可加至 25 丸，日再服）。

3. 湿热型

症状：妊娠数月，小便短黄，继则闭塞不通，小腹胀痛，坐卧不宁，胸闷，面色微黄，头重眩晕，大便干燥，或溏泄不爽，舌质红，苔白黄而腻，脉滑数。

治法：清热利湿。

方药：分清饮（自制方）。

茯苓 6g　泽泻 6g　木通 6g　猪苓 6g　栀子 6g　枳壳 3g　茵陈 9g

服法：水煎服。

兼证：偏湿盛者，妊娠小便不通，胸中痞闷，头重而痛；苔白腻，脉濡，两尺微滑。宜燥湿行水，加味五苓散（自制方）主之。

赤苓 6g　猪苓 6g　泽泻 6g　茅苍术 4.5g　桂枝木（黄连水炒）3g　青木香（现用代用品）4.5g　滑石 9g　甘草 3g　车前子 6g

水煎，温服。

第八节　妊娠腹痛（胞阻）

【概述】

妊娠腹痛，有痛在心腹之间，或痛在小腹部位，都称妊娠腹痛，又称胞阻。《金匮要略·妇人妊娠病脉证并治》，说："妇人怀娠六七月，脉弦发热，其胎愈胀，腹痛恶寒，少腹如扇，所以然者，子脏开故也。当以附子汤温其脏。"又说："假令妊娠腹中痛，当归芍药散主之。"这对妊娠腹痛做了清楚的鉴别和处理，给后世树立了法则。

引起妊娠腹痛的原因，历代医家在《金匮要略》的理论基础上作了进一步的研究，指出有食滞、脏寒、胎气不安和气郁等区别。如《医宗金鉴》说："孕妇腹痛，其痛或上在心腹之间者，多属食滞作痛，或下在腰腹之间者，多属胎气不安作痛。"《妇人良方大全》说："妊娠小腹痛，由胞络虚，风寒相搏，痛甚，亦令胎动也。"《女科经纶》引《妇人良方大全》说："妊娠四五月后，每常胸腹间气刺满痛，或肠鸣，以致呕逆减食，此由忿怒忧思过度，饮食失节所致。"此外，气虚、血虚亦可引起妊娠腹痛，但临床比较少见，本篇不详细叙述。

【辨证论治】

妊娠腹痛，既有上述各种原因，在症状上就有不同的表现，临床必须详细审察，才能施治无误。由于食滞的，必见腹痛嗳气，消化不良，大便失常；由于风寒引起的，则有发热恶寒，头痛身疼等外感表证；由于胎气不安的，多有腰腹胀痛，精神不安，胎动等证；气郁的，则两胁胀痛，呕苦吐酸。因此，治疗方法也因证而异。食滞的，应消食导滞；风寒的，应祛风散寒；胎气不安的，宜调气安胎；气滞的，应理气舒郁；如夹虚夹痰，又需随证加减。

1. 食滞型

症状：妊娠期内，饮食停滞，胃脘疼痛，延及腹部；口淡不思食，有时欲呕，嗳气，脉弦滑，苔厚腻。

治法：调理脾胃，消食止痛。

方药：加减平胃散（自制方）。

扁豆壳 15g　白术 6g　苍术 4.5g　广陈皮 3g　茯苓 12g　煨木香 6g　建神曲 6g　甘草 3g

服法：水煎服。

加减法：如腹痛下痢作呕者，加南藿香 6g，厚朴 6g，泽泻 6g；下利中夹赤色黏液者，去苍术、扁豆壳，加黄连 3g，黄芩 6g，炒银花 9g，桔梗 6g；如夹黄色黏液者，去白术，加黄芩 6g，桔梗 6g；如夹白色黏液者，加广陈皮 6g，建菖蒲 1.5g；胎动不安者，加炒艾叶 9g。

2. 风寒型

症状：妊娠少腹冷痛，恶寒发热无汗，头痛身疼，口淡食少；舌正常，苔薄白，脉浮滑或浮紧。

治法：疏解表邪，散寒止痛。

方药：加味葱豉汤（自制方）。

炒荆芥 6g　香豉 6g　艾叶 9g　桑枝 15g　广陈皮 6g　葱白 1 根

服法：水煎，温服。

兼证：如兼血虚，面色淡黄，少腹时痛，间有恶寒头痛；苔白，脉浮滑乏力。宜养血为主，佐以散寒，和营汤（自制方）主之。

归身 6g　白芍 9g　桂枝 3g　艾叶 9g　甘草 3g

水煎，温服。

3. 气滞型

症状：妊娠数月，胸腹两胁胀痛；性情暴躁易怒，嗳气，肠鸣，呕苦吐酸，不欲饮食，舌正常，苔白或黄腻，脉弦而滑。

治法：调气舒郁行滞。

方药：柴芩七物汤（自制方）主之。

柴胡 3g　黄芩 4.5g　法半夏 4.5g　厚朴 4.5g　茯苓 6g　紫苏 3g　香附 4.5g

服法：水煎，食前服。

加减法：如胃脘胀痛，呕吐吞酸甚者，加左金丸 3g（即黄连、吴茱萸）。

兼证：肝郁气滞兼有湿热者，头目昏眩，耳聋或耳鸣，口苦咽干，心烦易怒，胁疼，少腹作痛有热感，小便短黄，阴道流浊液，并感疼痛。宜清肝泄热渗湿，加减龙胆泻肝汤（自制方）主之。

龙胆草 6g　黄芩 4.5g　栀子 4.5g　泽泻 3g　木通 6g　车前子 4.5g　当归 3g

水煎，食前服。

4. 虚寒型

症状：妊娠期腰腹酸痛，喜热按；面色白，头昏眩或时作痛；精神疲倦，形寒肢冷，食少，体力衰弱，小便清长，大便溏；舌淡苔薄白，脉沉迟。

治法：温寒暖脏，益气固胎。

方药：艾附四神丸（自制方）。

补骨脂 6g　五味子 4.5g　肉豆蔻（面炮）3g　吴茱萸 2.1g　炒陈艾 6g　厚附片 6g

服法：水煎，食远服。

加减法：胸脘不舒者，去五味子，加广陈皮 6g。

兼证：

（1）兼下利：妊娠腹痛，下利；气短懒言，口淡无味；少腹如扇（冷感），小便正常；舌淡苔白，脉沉迟。宜扶阳健脾，附子汤（《伤寒论》）主之。

附子 6g（先煎半小时）　茯苓 9g　党参 9g　白术 6g　芍药 6g

水煎，温服。

（2）偏肾虚：妊娠数月，腰酸作胀，少腹疼痛，有下坠惑，小便多，白带较多，舌正常，苔白，脉沉缓。宜温肾安胎，温肾调气汤（自制方）主之。

杜仲 12g　续断 9g　桑寄生 15g　台乌 6g　补骨脂 6g　菟丝子 9g　焦艾 9g　炒狗脊 6g

水煎，温服。

第八章　临　产

妇女生育，是一种自然生理现象。健康的孕妇，足月生产，犹如瓜熟蒂落，自然会顺利地分娩。所以，古人说："血和气顺，则生产顺利，母子平安。"如果产前不注意摄生，临产时忽略适当的护理，万一难产，救治又不得当，就会影响产妇和胎儿的生命。因此，古代医家对临产是非常重视的。唐代孙思邈提出临产的护理问题，他说孕妇产时切忌多人瞻视，避免引起产妇忧郁，发生难产。此后，历代医家更有发挥，凡是有关妇科和胎产的书籍，都有专章讨论，如杨子建著《十产论》，专篇论述处理正产与难产的方法。他认为医者必须知常达变，才能正确地诊断和治疗，如说："凡生产，先知此十症（正产、伤产、催产、冻产、热产、横产、倒产、偏产、碍产、坐产。除正产外，又举出盘肠产，实际共十一产）。庶免子母之命折于无辜也。"由此可以看出中医学在这方面所取得的成就。现在将有关临产的问题，分述于下：

1. 临产的诊断

妇人怀孕，月数已足，胎位已向下移，时感腰腹胀痛，小腹重坠，这便是临产的征象。但是，这个时期往往容易与试产相混，必须注意鉴别。一般在妊娠八九个月时，腹中胀痛，时作时止，并无腰胀及小腹重坠现象，痛定后仍然如常人，这是试产，又叫试胎、弄胎。如胎已足月，腰腹胀痛，小腹胀坠，越来越紧，肛门坠胀，产户窘迫，有大小便俱急的感觉，这是正产。孕妇临产，脉有离经现象。王叔和的《脉经》说："妇人怀妊离经，其脉浮，设腹痛引腰脊，为今欲生也。"《脉诀》说："欲产之妇脉离经，沉细而滑也同名。"李梴的《医学入门》说："临产六至，脉号离经。"这些都说明产妇的脉象异常，就是临产的时候了。古人这些临床经验，是我们诊断和鉴别临产的很好依据。

2. 临产的将护法

古人非常注意临产护理，主张产房要寒暖适宜，夏月必须清凉，室中需备井水，以防昏晕；冬月必须温暖，宜置火炉，勿令寒冷。房内不要人多和高声喧哗，免使产妇心慌意乱，气怯神疲，引起难产。如阎纯玺的《胎产心法》说："新妇初产，神气怯弱，未曾经惯，切不可言产变之事，恐怀忧惧，心悬气馁，原本易生，反成难产矣。"

产妇临产时的精神准备也很重要。《达生篇》对此归纳为六个字：一曰睡，二曰忍痛，三曰慢临盆。就是说在分娩时，产妇要镇静，多养神调气，不要虚耗精力，到真正临盆的时候，才不致精疲力乏。否则，当胎儿欲出，产妇无力可用，导致难产。总之，产妇在思想上应该明确生产是一种自然现象，不会有什么痛苦，一定要消除恐怖心理，安静仰卧，养息精神，到了一定的时候，胎儿自会娩出。所以，《达生篇》说："初觉腹痛，须要自家拿稳主意，要晓得此是人生必然之理，极容易之事，不必惊慌。但看痛一阵不了又痛，一连五七阵，渐痛渐紧，此是要产……若渐痛渐缓，则是试痛。只管安眠稳睡，不可胡乱临盆。"又说："此时，第一要忍痛为主，不问是试产是正产，但忍住痛，照常眠食，痛得极熟，自然易生。……轻易不可临盆坐草，揉腰擦肚……又要养神惜力，如能上床安睡最妙。"这些记载，说明中医学对孕妇的临产护理积累了丰富的经验，是值得我们取法的。

临产护理关系着孕妇和胎儿的生命安全，必须给予足够的重视。在临产时，孕妇及其亲属切忌惊慌和忙乱，以免影响产妇的安静情绪，同时要注意饮食和睡眠，不要临盆过早，以免造成难产。如果一旦发现横产、逆产或胎死腹中等难产情况，仍需安慰产妇不必惊慌，并根据不同症状服药和施行手术，采用现代新法接生，帮助产妇顺利娩出胎儿。

第一节　难　产

【概述】

难产是孕妇分娩困难的总称。一般以怀孕足月，胎位下移，腰腹阵阵作胀，小腹重坠，胞水与血俱下，而胎儿久不娩出，或胎儿已临产门，手足先下的，称为难产。引起难产的原因很多，张曜孙在《产孕集》中说："横产者，儿横腹中，手臂先出。""逆产者，儿未转身，两足先出。""偏产者，儿首偏著一旁，虽近产门，只露额角，终不得下。""产时交骨不开，最为恶候。"其中，对逆产乃胎儿未转身的说法缺乏科学根据，正常胎位头部本向下，不存在转身问题。这是由于当时受到条件的限制，不可能了解胎儿在母腹的情况。但是，对难产能如此详细鉴别，也是很不容易的。阎纯玺在《胎产心法》中说："难产有五因：一因久坐久卧，气不运行，血不流顺；二因产母平时恣食厚味，不知节减，多致胎肥衣厚而难产；三因房室不节，欲火动中，气血消耗；四因心怀忧惧，护痛辗转，以致精神困乏；五因素常虚弱，正气不足。"《医宗金鉴》也说："难产之由，非只一端，或胎前喜安逸，不耐劳碌，或过贪睡眠，皆令气滞难产，或临产惊恐气怯，或用力太早，则产母困乏难产，或胞伤血出，血壅产路，或胞浆破早，浆血干枯，皆足以致难产。"以上各家的论述，归纳起来，不外气滞、气虚、血滞、血虚和交骨不开等原因。这些论断都较正确，与现代医学对难产的认识基本上是一致的，证明中医学的丰富精湛。其中交骨不开一项，是由于骨盆狭窄，不是服药能够治疗的，必须及时施行手术，剖腹取胎。目前，新法接生可以处理，本节暂不讨论。

【辨证论治】

难产的治疗一般以调气和血为主。阎纯玺的《胎产心法》说："夫产育一门，全仗气血用事。""治者滋其荣，益其气，使子母精神接续，运行得力；温其经，开其瘀，使道路通畅，子易转舒……切勿用力太早，虚费精神，猛剂催生，反伤血气。"这是切合实际的见解，也是我们必须掌握的治疗原则。至于具体的方法，应当根据病情决定，属于气虚的宜补气，兼见血虚的应同时补血；属于血滞的宜活血行瘀，兼见气滞的应同时理气。如因产妇生理异常，或胎位不正，则应及时采用手术治疗。前人也有预防难产的常用方剂，如达生散、保产无忧散、束胎丸、枳壳瘦胎丸等。孕妇产前，可在医师的指导下，斟酌情况，辨证选用。

1. 气虚型

症状：孕妇平素气虚，心悸气短，精神疲倦；产时阵缩微弱；或产程过长，用力过早，气虚无力，久产不下；脉浮大而虚。

治法：补气为主。

方药：独参汤（《景岳全书》）。

潞党参 60g（如用人参或西洋参、高丽参效尤佳，用量减少至 15g）

服法：水煎两次，共取浓汁，在正产阵缩微弱时服。

亦可用催生如意散（《胎产心法》）。

人参 3g（可用党参 15g 或高丽参 9g）　乳香 3g　辰砂 1.5g

服法：共研为末，临产时用鸡子清一个调药，再用生姜自然汁调匀，在腰部胀痛时，用少量温开水冲服。

兼证：如兼血虚，面色萎黄，身体瘦弱，精神倦怠，或产时下血过多，浆血干枯，胎久不下；脉沉细。宜补气益血，蔡松汀难产方主之。

真陈黄芪（蜜炙）30g　当归身 12g　白茯神 9g　西党参 12g　净龟板（醋炙）12g　川芎 3g　酒白芍 3g　枸杞子 12g

水煎，只取头煎，顿服。

2. 血滞型

症状：胎久不下，腰腹胀痛剧烈；舌红略黯，脉沉实。

治法：活血行滞。

方药：加味催生芎归汤（《胎产心法》）。

当归 6g　川芎 9g　益母草 30g

服法：水酒各半煎，温服；不能饮酒者，可酌量少加。

兼证：

（1）兼寒：面色青紫，舌质淡红，脉沉紧，宜温血行滞，脱花煎（《景岳全书》）主之。

当归 24g　肉桂 6g　川芎 6g　牛膝 6g　车前子 4.5g　红花 3g

加水二盅，煎至八分温服。如能饮酒者，在服药后，饮酒一杯更好。

（2）兼气郁：久产不下，精神抑郁；胸闷脘胀，时时嗳气，腹胀阵痛；苔薄白微腻，脉沉弦。宜活血行滞，调气舒郁，催生饮（《济阴纲目》）主之。

当归　川芎　大腹皮　枳壳　白芷各等分

制为末，每用 15g，水煎，温服。

【附方】

1. 达生散（《大生要旨》）

大腹皮 9g　人参 3g　陈皮 3g　紫苏 3g　归身 3g　白芍 3g（酒炒）　白术 3g（炒）　甘草 1.5g（炙）　青葱叶 1 根　黄杨树头 7 枚

春加川芎，夏加黄芩，秋冬加砂仁、枳壳，水煎服。

2. 保产无忧散（明太医院传方）

生黄芪 4.5g　川芎 2.4g　白芍（酒洗）2.4g　甘草 1.5g　羌活 1.5g　厚朴 1.5g（姜汁炒）　枳壳 1.5g　艾叶 1.5g　荆芥 1.8g　菟丝子 4.5g　川贝 3g　大腹皮 1.5g　老姜 2 片

水煎服。

3. 束胎丸（《沈氏尊生书》）

白术　枳壳各等分

水浸烧蒸，丸如梧桐子大，每服 9～12g，热汤送下。

4. 枳壳瘦胎散（《沈氏尊生书》）

枳壳 30g　甘草 30g　香附 45g

研末，每服 3g，热汤调下。

第二节　死胎不下

【概述】

胎儿因各种原因，死于孕妇腹中，本应自然娩出，如果久不娩出，即称为死胎不下。

死胎不下可能发生在妊娠期，也可能发生在临产时。如发生在妊娠期，则胎动停止，腹部不继续增大，反微有缩小，有时阴道流血，口出恶臭；如发生在临产时，除胎动停止外，并有腹满急痛，喘闷和久产不下等临床表现。

产生死胎的原因很多，《诸病源候论》说："或因惊动倒仆，或染温疫伤寒，邪毒入于胞脏，致令胎死。"《妇人良方大全》说："产难，子死腹中，多因惊动太早，其血先下，胎干涸而然也。"这些论述，与现代医学对胎死腹中的分析是相似的。

胎死不下多因孕妇气滞或血瘀所致。如果血和气顺，死胎也能自然娩出。若气滞或血瘀，则死胎受阻而不得下，倘久不娩出，可能引起孕妇的严重疾病，甚至有生命危险。治疗胎死不下，以下胎为主，但应审慎用药，不宜峻厉攻伐，以免损伤孕妇的正气，导致不良后果。由于气滞而引起死胎不下，宜顺气行滞；由于血瘀而致死胎不下，宜行血下胎。如孕妇本身气血已虚，则应固其本元，宜于补气养血方中佐以导引之药。

【辨证论治】

胎死腹中，自然应该用下胎的方法使之分娩，以免影响孕妇的安全。但是，在使用卜剂之前，必须对胎儿的生死做出明确可靠的诊断，才不致发生错误。刘完素的《伤寒三六书》说："……儿死腹中，脉弦数而涩……腹满急痛喘闷，胎已不动者是也。"《叶天士女科》说："……舌赤胎生，舌青胎死，欲知胎之生死，全以舌为证验，然必见舌青黑，口出秽气而吐沫呕恶，腹中阴冷如冰，重坠如石者，方可议下。"《产论翼》说："凡阴中出黄汁如赤豆汁者为死胎。""凡患疫，儿死腹中者，必阴户下血。""凡临产下水不止，探之儿头不润者，死胎。"综上各家论述，可见古人诊断胎儿的生死，重视孕妇的舌色，指出青者死，赤者生，同时还依据其他症状，如口臭、呕恶、胎动停止、腹中冷、阴道流水或下如赤豆汁，以及脉弦数而涩等，来判断胎儿的生死，都是比较符合实际的。根据临床经验，一般胎死腹中以口臭、呕恶、胎动停止、阴道下水或下如赤豆汁和脉涩等较为常见，舌青和腹冷的较少。因此，我们诊断死胎，应以症状和脉象为依据，不宜以舌青黑为重点，否则很难得到正确的诊断。古人在产前对孕妇和胎儿生死做出预后判断，也有些论述，如说："面赤母生，面青母死；舌赤胎生，舌青胎死；或舌黑者，或面舌二者俱见青色，口角两旁流涎者，母子俱死；面舌俱赤者，母子皆生。"这些论断是否正确，还有待于我们在临床上加以仔细观察和验证。在现代产科检测方法中，B超、胎心监测等法如同人类视觉、听觉等功能的延伸，可以比较直观而准确地判断胎儿的存活情况。临床上应适当使用这些方法，做出正确的诊断，而不是仅拘泥于古法。

兹将胎死腹中常见证型和治法，分述于下：

1. 气滞型

症状：妊娠面色苍黯，口腻而苦，且出秽气；胸闷脘胀，嗳气，腹满而痛，胎动停止，或下黏腻黄水；舌质正常或微紫，苔黄腻，脉沉弦而涩。

治法：行气下胎。

方药：加味平胃散（《证治准绳》）。

苍术 9g　厚朴（姜汁炒）9g　陈皮 9g　甘草 3.6g　芒硝 6g

服法：前四味水煎，后加芒硝，顿服，亦可加酒同煎。

2. 血瘀型

症状：妊娠胎动停止，或临产时胎死腹中；腰腹酸痛，阴道流紫黑血，口出臭气；脉沉而涩。

治法：祛瘀下胎。

方药：脱花煎（《景岳全书》）。

当归 24g　　肉桂 6g　　川芎 6g　　牛膝 6g　　车前子 4.5g　　红花 3g

服法：加水二盅，煎至八分温服。如能饮酒者，在服药后，饮酒一杯更好。

第九章　产后疾病

产后是整个妊娠阶段的结束，由于产妇分娩时带来的产创和出血，以及临产时用力等，损耗了不少的元气，产后需要注意养息，恢复健康。俗有"产后百节空虚"的说法，如果稍有不慎，就易引起疾病。

产后一月，俗称小满月，两月叫大满月。在这段时间，古人主张居室宜避风寒，衣着需温凉适宜，以防外感；饮食宜清淡，勿食生冷坚硬和肥腻煎炒的食物，以免伤食；不宜力役劳动，不宜交合；要和心志，绝思虑，悲恐忧郁、大喜大怒皆不可犯，认为七情伤人甚于六淫。所以，妇女产后疾病，多由于不注意调摄所致。

发生产后疾病的原因，根据古代文献记载，结合临床经验，可以归纳为以下三种：一是亡血伤津，二是瘀血内阻，三是外感六淫或饮食房劳所伤。因此，古人诊断产后疾病有"三审"之法。先审小腹痛或不痛，以辨有无恶露；次审大便通与不通，以验津液的盛衰；再审乳汁行与不行和饮食的多少，以察胃气的强弱。通过三审，再结合脉症诊断，对产后疾病的预后就可以正确判断，治疗才能收到预期的效果。

古人对产后疾病有三急、三冲、三病的说法。三急、三冲都是产后危证。《胎产心法》说："产后危证，莫如败血三冲，其人或歌舞谈笑，或怒骂坐卧……此为败血冲心……若其人饱闷呕恶，腹满胀痛者，为之冲胃……喘满面赤几死者，为之冲肺。大抵冲心者十难救一，冲肺者十全一二，冲胃者五死五生。"这是古人对严重瘀血证预后的见解，可以作为现在诊治产后瘀血证的参考。《女科经纶》引张飞畴语说："三急者，新产之呕吐、泄泻、多汗也。"这是说在产后同时发生呕吐、腹泻的肠胃病，以及虚弱的盗汗现象，是非常危险的。因为产后津血亏损，如再大量脱液，必然预后不良。至于产后三病，临床上较为常见，《金匮要略》说："新产妇人有三病，一者病痉，二者病郁冒，三者大便难。"三病虽临床表现不同，但都由亡血伤津所致，所以较为多见。

本章所述的产后疾病是比较常见的，包括胞衣不下、产后血晕、恶露不下、恶露不绝、产后血崩、产后发热、产后发痉、乳汁缺乏、乳汁自出和乳结等十证。

产后疾病的治疗，古人有的主张补虚，有的主张逐瘀。张子和有"产后慎不可作诸虚不足治之"的说法，朱丹溪又认为"产后无得令虚，当大补气血为先，虽有杂证，以末治之"。二家意见，一主逐瘀，一主补虚，各有理由，但都不够全面。因为产后疾病有虚有实，应根据病情，辨证施治。《医宗金鉴》说："胎前无不足，产后无有余，此言其常也。然胎前虽多有余之证，亦当详察其亦有不足之时；产后虽多不足之病，亦当详审其每夹有余之证也。"这种见解是比较正确的。

第一节　胞衣不下（胎盘滞留）

【概述】

胎儿已经产下，经过较长时间（一小时以上），胞衣滞留腹内者，称为胞衣不下，又称息胞。《诸病源候论》说："有产儿下，苦胞衣不落者，世谓之息胞。"

胞衣不下将引起产后的诸多变证，特别是大出血的危险，严重影响产妇的安全。《宝庆方》说："产科之难，临产莫重于催生，既产莫甚于胞衣不下。"《产育保庆集》说："母生子讫，血流入衣中，衣为血所胀，故不得下，治之稍缓，胀满腹中，上冲心胸，疼痛喘急者难治。"以上论述都清楚地指出了胞衣不下的严重性。因此，处理本病，必须迅速而及时，以免发生危险。

胞衣不下大都因为产妇体质素弱，气血俱虚，产时流血过多，以致产道枯涩，妨碍胞下；或因瘀血潴留，胞衣为之胀满不下。《女科经纶》引《妇人良方大全》曰："由初产时用力，儿出体已疲惫，不复能用力，产胞经停之间，外冷乘之，则血道涩，故胞衣不出。"《妇人规》说："胞衣不出，有以气血疲弱，不能传送，而停搁不出者……有以恶露流入胞中，胀滞不出者。"这些论述，都是古人长期实践经验的积累，符合临床实际。综合胞衣不下的原因，以气虚、寒凝、血瘀为多。其中恶露流入胞中的血瘀证，自推行新法接生以来，临床上已少见，本节不再讨论。

【辨证论治】

胞衣不下，既有属虚属寒等原因，因此，症状表现也有不同。一般气虚证，多见面色苍白，喜热畏冷，心悸气短，舌淡脉虚；寒凝证，必腹痛而冷，恶露极少，脉象沉迟。如因元气虚弱，无力送出胞衣，当以补气益血为主；如因寒凝血滞而胞衣不下，当以温寒行滞为主。

1. 气虚型

症状：产后胞衣不下，面色苍白，喜热畏寒；心悸气短，神倦；或出血过多，甚则人昏，唇指发绀，腹部作胀；舌淡脉虚。

治法：补气益血。

方药：加减补中益气汤（自制方）。

党参 9g　黄芪 6g　白术 6g　广陈皮 6g　当归 9g　甘草 3g　益母草 15g

服法：水煎，温服。

兼证：气血俱虚者，产时流血过多，以致血液干涸，胞衣滞留至三四日不下；心烦意乱，时欲昏晕；舌淡苔少，脉虚弱。宜气血双补，八珍汤（《证治准绳》）主之。

党参（原方用人参）15g　白术（土炒）9g　白茯苓9g　甘草3g　熟地黄9g　当归9g　川芎9g　白芍9g　生姜3片　红枣3枚

水煎，温服。

2. 寒凝型

症状：胞衣不下，面色苍白，腹部冷痛，痛时欲呕；恶露淡少，心中难受；舌淡口和，脉沉迟。

治法：散寒行滞。

方药：黑神散（《和剂局方》）。

熟地黄6g　归尾6g　赤芍6g　蒲黄6g　桂心6g　炮姜6g　甘草3g　炒黑豆15g

服法：水煎，温服。

3. 血瘀型

症状：产后少腹疼痛，坚硬拒按，恶露少或早止；面色紫黯，自觉胸脘痞满，上冲心胸；食欲不振，大便秘结，小便微难；舌紫，脉弦有力。

治法：破血祛瘀

方药：失笑散或牛膝散。

（1）失笑散（《和剂局方》）

五灵脂　蒲黄等分

服法：五灵脂酒研，澄去沙，蒲黄筛净，半生半炒，各等分为末，每服 6 ~ 9g，热酒下（用于体质一般的产妇）。

（2）牛膝散（《济阴纲目》）

牛膝 9g　　川芎 9g　　朴硝 9g　　蒲黄 9g　　当归 45g　　桂心 15g

服法：上药研细末，每服 15g，生姜 3 片，生地黄 30g，煎水服下（用于体质强壮的产妇）。

附：外治法，蓖麻子 30g，捣成细膏，涂产妇右足心，胞衣下后，立即洗去（《妇人良方》）。

第二节　产后血晕

【概述】

妇女分娩后，忽然头晕目眩，眼起黑花，不能坐起；或心下满闷，恶心欲吐，或痰壅气急，口噤神昏，不省人事，称为产后血晕。

血晕一证，大都由于阴血暴亡，心神不守所致。因为心主血而藏神，肝主藏血。产后失血过多，心肝血虚，肝虚则目失养而眩冒，心虚则神不守舍而昏闷。体质强壮者，有因恶露不下，上冲心胸，迷乱心神而致昏晕。过度劳倦，也可能导致血晕。《女科经纶》引陈良甫语："产后血晕，其由有三：有使力过多而晕，有下血多而晕，有下血少而晕。"《诸病源候论·产后血晕闷候》说："运闷之状，心烦气欲绝是也。亦有去血过多，亦有下血极少，皆令运。若产后出血过多，血虚气积，如此而运闷者，但烦闷而已；若下血过少，而气逆者，则血随气上掩于心，亦令运闷，则烦闷而心满急。二者为异。"说明血晕有血虚和血瘀两种证型。血虚多因失血过多，或过度疲劳，身体衰竭而发生虚脱；血瘀多由于恶露没有及时排出而内壅，致瘀浊上攻而见眩晕昏冒。《妇人规》说："产时胎胞既下，气血俱去，忽尔眼黑头眩，神昏口噤，昏不知人，古人多云恶露乘虚上攻，故致血晕，不知此证有二：曰血晕，曰气脱也。若以气脱作血晕，而用辛香逐血化痰等剂，则立刻毙矣，不可不慎也。"这些论述，说明血晕要分虚实两型，应辨证治疗。古人的这些经验，具有一定的价值，如果深入钻研，进而掌握它的精神实质，则临床辨证自能得心应手。

【辨证论治】

产后血晕，当从虚实辨证。《金匮今释》引丹波元简之说："产后血晕，自有两端，其去血过多而晕者属气脱，其证眼闭口开，手撒肢冷，六脉微细或浮是也；下血极少而晕者属血逆，其证胸腹胀痛，气粗，两手握拳，牙关紧闭是也。"这简短的几句话，扼要地指出了产后血晕的辨证要点。因此，临床上首先要分清虚实两型，然后根据病情选方用药。血虚气脱的，宜大补气血，如虚而欲脱，已濒于危境的，则以固气为急务，用独参汤、大补元煎、当归黄芪补血汤为主方；瘀血上攻而晕的，宜逐瘀行血，以佛手散、夺命散、加味荆芥散为主方。若虚实兼夹，则应斟酌情况，随证加减。

1. 血虚型

症状：产后去血过多，面色苍白，愦闷不适，心悸欲吐，渐至昏不知人，眼闭口开，手撒肢冷，虚甚欲脱；舌淡无苔，六脉微细欲绝。

治法：补气固脱，回阳救逆。

方药：先用独参汤挽脱，再用参附当归汤温阳。

（1）独参汤（《景岳全书》）

潞党参 80g（如用人参或西洋参、高丽参效尤佳，用量减少至 15g）

服法：煎浓汁，顿服。

（2）参附当归汤（自制方）

高丽参 9g（或党参 60g）　附子 15g（先煎半小时）　当归 9g

服法：水煎，温服。

兼证：

（1）如产后下血过多，神怯气弱，面色苍白，忽然头目眩晕，甚则肢冷汗出，昏迷不知人事。脉沉细或浮而散，宜补血益气，大补元煎（《景岳全书》）主之。

高丽参 6g（或党参 60g）怀山药（炒）9g　山茱萸 6g　熟地黄 9g　杜仲 9g　当归 6g　枸杞 9g　炙甘草 6g

加水二盏，煎至七分，食远温服。

腹泻者，去当归，加白术 9g。

（2）气血两虚的：产后出血过多，面色苍黄不荣，头目眩晕，愦闷不适，心悸气短，甚则不省人事，少时自醒，舌淡苔薄黄，脉虚大。宜气血双补，当归补血汤（《东垣十书》）主之。

秦归　黄芪各等分

服法：水煎，食远温服。

2. 血瘀型

症状：产后恶露不下，或下亦很少；少腹硬痛拒按，渐至心下满急，神昏口噤，不省人事，面色紫黯，舌质紫，脉弦。

治法：活血化瘀。

方药：夺命散或佛手散。

（1）夺命散（《证治准绳》）

血竭 6g　没药 6g

服法：上药共研为细末，用童便、温酒各半盏，一二沸调下，隔

3～4小时再服，其恶血自行。用白汤调下亦可，每次不能超过6g。

（2）佛手散（徐文仲方）

当归　川芎各等分（去芦，酒洗，焙）

服法：研粗末，每服12g，水酒各半同煎，热服，不拘时间（血虚慎用），急用作汤亦可。

兼证：

（1）兼有风邪：产后头晕痛，时或昏闷，微有寒热，无汗，腹痛拒按，少腹硬，心下满急，神昏口噤；舌略带青，苔薄白，脉浮缓而。宜化瘀祛风，加味荆芥散（自制方）主之。

炒荆芥9g　桃仁9g　五灵脂9g　荠菜9g

水煎，温服，不拘时。

（2）兼有寒邪：面色青黯，神昏口噤，心下满急，不省人事；四肢和腹部发冷，少腹硬痛拒按，大便溏薄，恶露不下，或下甚少；舌质略青，苔白，脉沉。宜温经散寒，活血行瘀，黑神散（《和剂局方》）主之。

熟地黄6g　归尾6g　赤芍6g　蒲黄6g　桂心6g　炮姜6g　甘草3g　炒黑豆15g

水煎，温服。

心下满甚者，去熟地黄，加广陈皮9g。

（3）兼气郁：面色苍黯，胸脘及两胁满闷，腹膨胀而痛，时有昏迷，恶露甚少；舌淡苔薄，脉沉弦。宜开郁散结，开郁逐瘀汤（自制方）主之。

香附9g　郁金9g　延胡索9g　归尾6g　川芎6g　青皮6g　枳壳6g

水煎服。

（4）兼热邪：面色带红，神昏口噤，甚至不省人事；胸满心烦，少腹硬痛拒按，恶露不下，大便秘结；舌质红，苔薄黄，脉数。宜清热活血，加味红花散（自制方）主之。

生地黄15g　秦归6g　赤芍9g　干荷叶6g　牡丹皮6g　红花3g　蒲黄（生熟各半）9g

水煎，温服。

第三节　恶露不下

【概述】

产妇分娩后，阴道内排出带血性的液体，称为恶露。胎儿娩出后的瘀浊败血必须逐渐排出体外，如停滞不下，或所下极少，称为恶露不下。

产后恶露不下，可以引起很多病变。如恶血上冲会造成血晕，如停蓄胞内将引起少腹疼痛，甚则积为癥瘕，给产妇带来很大的危害。

恶露不下的原因，古人认为有血瘀、血虚、血寒、气滞四种。如《金匮要略·妇人产后病脉证并治》说："产后七八日，无太阳证，少腹坚痛，此恶露不尽。"系指由血瘀而引起恶露不下。《女科经纶》引陈自明语："恶露不下，由产后脏腑劳伤，气血虚损，或胞络夹有宿冷，或产后当风取凉，风冷乘虚而搏于血，壅滞不宣，积蓄在内，故不下也。"是指由气血虚弱和血寒而引起恶露不下。吴谦等在《医宗金鉴》上说："产后恶露不下，有因风冷相干，气滞血凝而不行者，必腹中胀痛；有因产时出血太多，无血不行者，面色必黄白，腹必不疼。"这是更进一步从痛与不痛来分别虚实。这些都是古人的宝贵经验，对临床帮助很大。此外，还有由于产时心怀忧惧，或产后情志抑郁，以致气滞而不下的。

综如上述，恶露不下，不外气滞、血瘀、血寒、气血虚弱等因素。临床时必须详审致病原因，掌握特征，做出正确的诊断和处理。

【辨证论治】

恶露不下，由于病因不同，症状表现也各有别。一般临床常见的气滞、血瘀、血寒、气血虚弱等几种类型又各有主症。因此，必须掌握寒热虚实，从不同症状辨别其属性，确定治疗原则。如因气滞，必见腹胀而痛，痛不拒按；如因血瘀，一定腹痛拒按；如因血寒，必见肢冷畏寒而不热；如因气血虚弱，则有头晕耳鸣，心悸气短等现象。证有虚实，治疗上就有攻补的区分。切勿拘泥于"产后宜温"而轻投辛热之剂，或"产后不可作诸虚"而妄予攻破之品。《沈氏女科辑要笺正》王孟英按："产后苟无寒证的据，一切辛热之药皆忌。恶露不来，腹无痛苦者，勿乱投药饵，听之可也。"张山雷亦说："产后无瘀，本非概可攻破之证，苟其体质素薄，血液不充，即使恶露无多，而腹无胀痛之苦者，即不当投破血之药。如囿于俗见，则耆糠榨油，势必损伤冲任，崩脱变象，更是可虞。惟有瘀滞不行之确征者，则桃仁、玄胡、归尾、乌药、青皮等行滞导气，已足胜任，亦非必须辛热……盖新产阴伤，孤阳无依，已多燥火，再与温辛，岂非抱薪救火。"王张二氏都认为产后亡血伤津，阴亏阳亢，如无瘀滞或寒证，不宜轻予破血或辛热之药，主张辨证施治。这种见解非常正确。至于具体的治疗方法，气滞的宜理气行滞，血瘀的宜行血散瘀，血寒的宜温寒行滞，气血虚弱的宜补气益血。如有兼证，当辨明主次，随证施治。

1. 气滞型

症状：产后恶露不下，或所下甚少；腹胀而痛，但不拒按，腰部亦痛；舌质淡，苔薄白，脉弦。

治法：理气行滞。

方药：香艾芎归饮（自制方）。

香附 9g　焦艾 9g　延胡索 9g　当归 6g　川芎 6g

服法：水煎，温服。

加减法：如气滞兼瘀，腹痛拒按者，加蒲黄 9g，五灵脂 6g；面赤唇红，兼有心烦者，去川芎、当归，加桃仁 9g，牡丹皮 9g。

2. 血瘀型

症状：产后恶露甚少，腹痛拒按；苔正常或舌质略紫，脉弦实。

治法：活血散瘀。

方药：失笑散（《和剂局方》）。

五灵脂　蒲黄等分

服法：研末，每服 6g，酽醋（即酒醋味厚之意）一勺，调熬成膏，再加清水一小杯，煎热服；或用酒煎，并加入砂糖少许，和渣服，少顷再服。

兼证：偏热者，面赤唇红，口干舌燥，便秘；脉弦数，苔薄黄等。宜行血去瘀，佐以清热，清热通瘀汤（自制方）主之。

生地黄 12g　赤芍 6g　归尾 6g　牡丹皮 6g　桃仁 6g　郁李仁 9g
水煎服。

3. 血寒型

症状：产后恶露不下；腹痛呕吐，四肢微冷，时恶寒不发热，唇淡口和；苔白，舌质淡，脉沉迟有力。

治法：祛寒行瘀。

加减黑神散（自制方）。

归尾 6g　赤芍 6g　蒲黄 3g　桂心 3g　炮姜 3g　甘草 3g　炒黑豆 15g　川芎 6g

服法：水煎服。

4. 气血俱虚型

症状：产后数日，恶露不下，或下亦甚少；自觉腹胀不痛，头晕耳鸣，心悸气短，精神倦怠；舌质淡，苔正常，脉虚细。

治法：补气益血。

方药：圣愈汤（李东垣方）。

党参 15g　黄芪 9g（蜜炒）　当归 9g　川芎 6g　白芍 9g（酒炒）　熟地黄 9g

服法：水煎，食远服。

加减法：腰痛腹胀者，去熟地黄，加延胡炭 9g，益母草 12g，杜仲 12g。

第四节　恶露不尽

【概述】

产后一般在十五天左右，最迟不超过一月，恶露应完全排尽，若过期仍然淋沥不断，称为恶露不尽，也叫恶露不绝或不止。这种症状迁延日久，轻则引起血虚液竭，发生其他病变；重可导致虚脱，是非常危险的。《沈氏女科辑要笺正》说："新产恶露过多，而鲜红无瘀者，是肝之疏泄无度，肾之闭藏无权，冲任不能约束，关闸尽废，暴脱之变，大是可虞。"这些论述，说明了本病的严重性。

恶露不尽的原因，《诸病源候论》说："凡妊娠当风取凉，则胞络有冷，至于产时，其血下必少，或新产而取风凉，皆令风冷搏于血，致使血不宣消，蓄积在内，则有时血露淋沥下不尽。"《医宗金鉴》说："产后恶露，乃裹儿污血，产时当随胎而下，若日久不断，时时淋沥者，或因冲任虚损，血不收摄，或瘀行不尽，停留腹内，随化随行。"《妇人规》说："产后恶露不止，有因血热者；有伤冲任之络而不止者；有肝脾气虚，不能收摄而血不止者；有怒火伤肝而血不藏者；有风热在肝而血下泄者。"阎纯玺在《胎产心法》里也说："产后恶露不止，非如崩漏暴下之多也，由于产时伤其经血，虚损不足，不能收摄，或恶血不尽，则好血难安，相并而下，日久不止。"综合以上所述，产后恶露不尽有三种原因：一是冲任或肝脾气虚，血不收摄，属于气虚；二是瘀血不尽，停留腹内，属于血瘀；三是怒火伤肝，或风热在肝，属于血热。这些见解都符合客观实际，用来指导临床，仍然很有价值。

【辨证论治】

对恶露不尽，除一般症状外，首先要鉴别它的虚实寒热，然后注意恶露的颜色、浓淡、臭味等。《医宗金鉴》说："产后恶露……当审其血之色，或污浊不明，或浅淡不鲜，或臭或腥或秽，辨其为实为虚，而攻补之。"说明分辨清楚血色是重要的一环。进而参合脉证，虚损的，血色淡黄，腹部不痛，脉虚弱；瘀血的，恶露必色紫黑有块，腹部疼痛拒按，脉沉涩；血热的，色必时红时淡，且有腥臭，口干苔黄，脉数。

恶露不尽的治法，仍本虚者补之、留者攻之、热者清之的原则，并根据病情和产妇体质，辨证论治。气虚的宜补气固摄，血瘀的宜活血去瘀，血热的宜养阴清热。如有夹郁夹湿，则应随证加减。

1. 气虚型

症状：产后恶露淋沥不绝，色淡不红，兼有黏液；腰酸腹胀，心累气短，时觉少腹下坠，精神倦怠，食欲减少；舌淡，苔正常，脉缓弱。

治法：补气固摄，佐以益血。

方药：补中益气汤（《脾胃论》）。

黄芪 18g　党参 60g　白术 9g　升麻 6g　广陈皮 6g　柴胡 6g　秦归 6g　炙甘草 6g

服法：水煎，食远温服。

兼证：

（1）兼有血虚现象，宜气血双补，八珍汤（《证治准绳》）主之。

党参 12g　白术 12g　茯神 12g　秦归 6g　熟地黄 12g　白芍 6g　川芎 3g　甘草 3g

水煎，温服。

（2）如偏血虚，头眩目花，脑响耳鸣，面色苍白或萎黄；精神不振，心悸气促；舌质淡，无苔，脉虚细。宜补阴益气，固阴煎（《景岳全书》）主之。

党参 12g　熟地黄 12g　山药 12g　山萸肉 9g　远志 3g　菟丝子 9g　续断 9g　五味子 3g　炙甘草 6g

水煎，空腹，温服。

2. 血瘀型

症状：产后少腹疼痛，胸腹胀满，恶露不绝，血多紫黑或夹有血块；大便有时秘结，小便微难；舌质紫黯，脉弦涩有力。

治法：行血祛瘀。

方药：失笑散（《和剂局方》）。

五灵脂　蒲黄等分

服法：五灵脂酒研，澄去沙，蒲黄筛净，半生半炒，各等分为末，每服 6～9g，热酒下（用于体质一般的产妇）。

兼证：

（1）兼气滞：恶露过期不止，时红时淡；有时腹部胀痛；舌质淡红，苔白，脉沉弦。宜行气逐瘀，益母佛手散（自制方）主之。

益母草 15g　川芎 30g　当归（去芦，酒拌）60g

研为末，每服 6g，清水一杯，黄酒少许，煎至七分，如口噤者灌之，或炒研为末，黄酒调下亦可。

如神倦气短者，加党参 9g；头昏腹痛甚剧者，加延胡索 6g，黑荆芥 6g。

（2）兼寒的：形体恶寒，少腹冷痛喜暖；舌质淡，苔薄白，脉紧而涩。宜活血散瘀，佐以温经，生化汤（《傅青主女科》）主之。

当归 24g　川芎 9g　桃仁（去皮尖，研）14 粒　炮姜 3g　炙甘草 1.5g

用黄酒、童便各半，煎服。

3. 血热型

症状：产后恶露不绝，色红，且有腥臭；腹部偶尔作胀，口干心烦；舌质红，苔黄，脉数。

治法：清热和血，佐以滋阴。

方药：加味四物汤加减或清化饮。

（1）加味四物汤（《校注妇人良方》）加减（去柴胡、川芎，加黄芩、益母草）

当归 6g　白芍 9g　生地黄 12g　牡丹皮 9g　黄芩 9g　山栀子

9g　益母草 12g

（2）清化饮（《景岳全书》）

芍药 12g　麦冬 6g　牡丹皮 9g　茯苓 9g　黄芩 9g　生地黄 9g
石斛 3g

服法：水煎服。

加减法：骨蒸多汗者，加地骨皮 4.5g；小便涩者，加木通 3g。

兼证：

（1）阴虚血热：上证兼面色潮红，口舌干燥，苔黄，脉虚细而数。
宜养阴清热，保阴煎（《景岳全书》）主之。

生地黄 9g　熟地黄 6g　白芍 6g　怀山药 9g　续断 6g　黄芩
4.5g　黄柏 4.5g　甘草 3g

水煎，温服，不拘时。

（2）如下血不止，量较多。宜养阴止血，安露饮（自制方）主之。

生地黄 9g　丹参 9g　益母草 9g　乌贼骨 18g　茜草根（炒）
4.5g　旱莲草 9g　炒蕲艾 9g

水煎服。

第五节　产后血崩

【概述】

妇女分娩以后，阴道忽然大量出血，势如涌泉，称为产后血崩。血
崩是产后最危急的疾病之一，因为产后气血本已亏损，若再大量下血，
则虚者更虚，将致暴脱。临证时，必须妥善处理，以免发生虚脱。

产后血崩的原因，《女科经纶》引陈良甫言："产后伤耗经脉，未得

平复，劳役损动，致血暴崩。"郭稽中在《产育宝庆集》里说："产后血崩者何？曰：因产后所下过多，气血暴虚，未得平复，或因劳役，或因惊怒，致血暴崩。"指出妇女生产之后，生理上还未恢复原状，如果参加不适当的劳动，或者精神受了刺激，都是造成产后血崩的原因，这是属于虚证的。还有一种是内有瘀血的实证，往往也能引起血崩，如阎纯玺在《胎产心法》中说："或因恶露未尽，固涩太速，以致停留，一旦经血大来……如血多色紫有块，乃当去败血积滞，其少腹必胀满，按之而痛。"这说明恶露未尽，固涩太早，瘀血积滞，一旦暴下，也会成为血崩。临床上常见的还有因产前过食辛热，或产后恣饮酒浆，以致血热而崩的，这又属于热证的范畴。可见导致产后血崩的原因，不外气血骤虚、劳伤冲任、暴怒伤肝、内有瘀滞及过食辛热四种。了解这些，就能为辨证和治疗奠定基础。

【辨证论治】

产后血崩的辨证，与崩漏相同，首先应审明血气的虚实、血色的红紫。一般以下血多而色紫有块，小腹胀痛为实；下血虽多，色红无块，腹不胀痛为虚；下血鲜红量多为热。再结合脉症，选择适当的方剂治疗。其治疗原则，应着重止血，特别是暴崩欲脱的时候，尤须注意。但止血的方法，不宜专事固涩，而应针对病情的虚实寒热及气郁等，采用补虚、行瘀、清热、舒郁等法，根据"治病必求其本"的精神，随证施治。气虚的，以补气为主；血瘀的，以去瘀活血为主；气郁的，以调气舒郁为主；血热的，则宜清热；劳伤的，则应固冲。结合崩漏证的各种方剂，随证选用。

1. 气虚型

症状：产后出血过多，或骤然大下，色红；腹无胀痛，头晕目眩，神昏气短，自汗；手足不温，面色白，脉沉细。

治法： 急宜补气固脱。

方药： 独参汤（《景岳全书》）。

潞党参60g（如用人参或西洋参、高丽参疗效尤佳，用量减少至15g）

服法： 煎浓汁，顿服。

兼证：

（1）若见四肢厥逆，汗出肤冷，脉虚浮而数，口鼻气冷。急宜回阳救逆，扶阳救脱汤（自制方）主之。

高丽参9g　附子15g（先煎）　黄芪15g　浮小麦24g　乌贼骨30g　炮姜6g　炙甘草3g

水煎，温服。

血止后，腰腹微胀，或有痛感者，加焦艾9g，阿胶珠9g。

（2）兼血虚：产后数日，忽然大量出血，色红，间有乌红色小块；腹无痛苦，面色萎黄，舌质淡嫩，脉浮虚无力。宜气血双补，加减十全大补汤（自制方）主之。

党参30g　白术9g　白茯苓12g　黄芪18g　当归6g　熟地黄9g　炙甘草3g　龙骨15g　乌贼骨30g

水煎，不拘时频服。

2. 血瘀型

症状： 产后数日，忽然恶露增多，并有血块；面色黯滞，胸腹胀满，少腹疼痛拒按，压之似有硬块；大便秘结，小便微难；舌色黯苔润，脉象沉弦。

治法： 行血去瘀。

方药： 加味失笑散（自制方）。

益母草 18g　党参 15g　蒲黄 6g（生用一半干炒一半）　五灵脂 6g

服法： 水煎，食前，温服。

兼证： 兼气滞者，症同上，惟腹痛稍缓而胀加剧。宜理气行滞，活血去瘀，丹参泽兰饮（自制方）主之。

丹参 12g　香附 9g　延胡索 6g　焦艾 9g　泽兰 9g　赤芍 6g 楂炭 6g　炒黑豆 12g

水煎，食前，温服。

3. 气郁型

症状： 产后血崩，色淡红；头晕目眩，精神抑郁，嗳气太息，心烦易怒；脘闷，两胁胀痛；食欲减退，大便不调，或溏薄；舌苔薄白，脉弦，重按无力。

治法： 扶气养血舒郁。

方药： 扶脾调肝汤（自制方）。

泡参 15g　白术 9g　炒白芍 9g　阿胶珠 6g　茯神 9g　软柴胡 6g　甘草 3g　香橼 9g

服法： 水煎，食前，温服。

加减法： 血量过多，兼有血块者，加乌贼骨 30g，茜草根 6g，蒲黄炭 6g。

4. 血热型

症状： 产后忽然血崩，色鲜红；头晕心悸，烦热口渴，大便秘结，小便黄；舌尖红，苔黄燥，脉浮数或沉数。

治法： 清热止血。

方药： 清经止崩汤（自制方）。

巴蜀名医遗珍系列丛书

生地黄 18g　　牡丹皮 6g　　黄芩 9g　　黄柏 12g　　白茅根 15g　　地榆 9g　　炒蒲黄 9g　　益母草 12g　　棕榈炭 6g

服法： 水煎，温服。

5. 劳伤型

症状： 产后劳倦过度，阴道突然大出血；或动手术后，出血不止，色红无块，腰微胀，腹无痛感，舌苔正常，脉数无力。

治法： 固冲摄血。

方药： 摄血固冲汤（自制方）。

党参 18g　　黄芪 12g　　白术 9g　　龙骨 15g　　乌贼骨 30g　　阿胶珠 9g　　茜草根 9g　　龟板 9g　　广三七 3g　　血余炭 9g

服法： 水煎，温服。

第六节　产后发热

【概述】

产妇在分娩后，全身发热，称为产后发热。产后发热，一般以气血骤然亏耗，卫气不固，寒温不适所致的为较多，也有因其他原因引起的。《妇人规》说："产后发热，有风寒外感而热者，有郁火内盛而热者，有水亏阴虚而热者，有因产劳倦虚烦而热者，有去血过多头晕闷乱烦热者。诸证不同，治当辨察。"这把产后发热，归纳为感冒、火盛、阴虚、血虚等四种原因，给后世指出了研究和治疗本病的方向。此后，吴谦等在这个基础上更有所阐发，《医宗金鉴》把产后发热分为外感发热、伤食发热、瘀血发热、血虚发热、劳力发热，蒸乳发热六种，如说："产后发热之故，非止一端，如饮食太过，胸满呕吐恶食者，则为伤食发热；若早起劳动，感受风寒，则为外感发热；若恶露不去，瘀血停留，则为瘀血发热；若去血过多，阴血不足，则为血虚发热；亦有因产时伤力，劳乏发热者，三日蒸乳而发热者。"这段记载虽然总结了六种原因，但仍未超出张景岳的论述，如伤力劳乏仍属血虚气虚的范围。至于伤食和蒸乳，都不是产后发热常见的症状，应从一般伤食和乳汁不行的情况来研究。根据张景岳的论述，结合临床常见的证型，把产后发热归纳为外感（包括产后生殖道感染而引起的发热）、血热、血虚、血瘀四类。至于其他疾病引起的发热，因不属本节范围，故从略。

【辨证论治】

产后发热是一个总的证候。由于发热原因不同，症状表现就各有差别，必须审察详明，随证施治。《沈氏女科辑要笺正》里张山雷对产后发热分析得比较明确具体，他说："新产发热，血虚而阳浮于外者居多，亦有头痛，此是虚阳升腾，不可误谓冒寒，妄投发散，以煽其焰，此惟潜阳摄纳，则气火平而热自已；如其瘀露未尽，稍参宣通，亦即泄降之意，必不可过与滋填，反增其壅；感冒者，必有表证可辨，然亦不当妄事疏散。诸亡血虚家，不可发汗，先圣仪型，早已谆谆告诫。则惟和其营卫，慎其起居，而感邪亦能自解。盖腠理空疏之时，最易感冒，实是微邪，本非重恙，自不可小题大做，一误再误。又有本非感冒，新产一二日后，蒸酿乳汁，亦发身热，则活血通乳，亦极易治。"从这段论述中，可以体会到辨证的重要性。特别是虚烦发热，为产后常见的症状，乃阴虚阳浮，气血不足之征，若误为热证，投以凉药，则将导致不良后果。临证时，必须注意鉴别。

治疗产后发热，应根据产后的特点，在不伤气血的前提下，辨证施治。特别对外感发热，尤宜注意。因为新产气血骤虚，卫外之阳不固，容易感受外邪。此时若认为产后概属诸虚不足，投以温补或滋填，则邪闭于内，无从外出，必将发生他证，无异于关门促贼；若不顾及卫气先虚，过于疏解，以重虚其表，又无异于开门揖盗。因此，必须审证求因，辨证论治。产后发热由外感引起的，宜疏解表邪；由血热引起的，宜清热养阴；由血虚引起的，宜补阴滋血；由血瘀引起的，宜活血行瘀；如因产后感染的，宜清热解毒，若有兼症，仍应随症施治。

1. 外感型

症状：产后发热，恶风有汗，腰酸背痛，头身俱疼，口干不渴，舌苔薄白，脉浮而缓。

治法：疏风解表。

方药：荆防双解散（自制方）。

炒荆芥 9g　防风 4.5g　桑枝 15g　嫩苏梗 9g　淡竹叶 9g　荠菜 9g

服法：水煎，温服。

兼证：

（1）若头痛发热，微恶寒，口干作渴，脉浮数。法宜清解，银花荠菜饮（自制方）主之。

炒荆芥 9g　银花 9g　赤芍 9g　土茯苓 9g　荠菜 9g　甘草 3g

恶露少而腹痛者，加牡丹皮 9g，桃仁 6g。

（2）如症见头痛高热恶寒，恶露增多，并有秽臭，小便黄，大便燥结，舌红苔黄，脉数有力者，宜清热解毒，五味消毒饮（《医宗金鉴》）加味主之。

金银花 15g　野菊花 12g　蒲公英 15g　紫花地丁 15g　紫背天葵 12g　仙鹤草 15g

水煎，温服。

以上两方适用于因产时阴道撕伤，异物进入引起感染发热的。

2. 血热型

症状：产后发热，头晕而痛，面红唇燥，手足心热，心烦口渴，喜当风凉，便燥尿短，甚则谵妄，舌红苔黄，脉数。

治法：清热凉血，佐以生津。

方药：清热地黄饮（自制方）。

生地黄 12g　地骨皮 9g　牡丹皮 9g　天花粉 9g　连翘 9g　芦根 12g　淡竹叶 9g

服法：水煎，微温服。

加减法：心烦甚者，去淡竹叶，加莲子心 6g，通草 6g；恶露骤然停滞者，加桃仁 6g，通草 6g。

3. 血虚型

症状：产时下血过多，产后潮热时作；头晕眼花，耳鸣心悸，面色苍白；舌淡苔薄，脉虚细。

治法：养血滋阴益气。

方药：人参当归汤（《景岳全书》）加减。

人参 9g（或党参 30g）　当归 6g　生地黄 12g　白芍药 12g　麦冬 9g　制首乌 12g　炙甘草 3g

服法：用粳米 30g，竹叶 10 片，加水二盏，煎至一盏，取液入药煎服。虚甚者，用熟地黄。

兼证：

（1）阴虚血燥：产后发热数日，午后尤甚；肤热颧红，手心发烧，心烦不安；舌质红，苔薄黄而干，脉细数。宜养阴清热，加减青蒿鳖甲汤（自制方）主之。

青蒿梗 9g　鳖甲 9g　生地黄 9g　牡丹皮 6g　地骨皮 9g　芍药 9g　麦冬 9g　茯神 12g

水煎服。

（2）兼劳热的：产前身体素弱，素有潮热咳嗽，间或咯血；产后潮热加剧，面热颧赤，手足心热，头晕耳鸣，咳嗽痰少，唇燥口干；舌红苔黄，脉虚数。宜养阴润肺，冬地百部饮（自制方）主之。

干地黄 12g　麦冬 9g　天冬 9g　广百部 9g　生枇杷叶 15g　浙贝母 9g　女贞子 9g　旱莲草 9g　苇根 9g

水煎，微温服。

不思饮食，舌上无苔，舌质淡红，加生谷芽 15g，知母 9g。

4. 血瘀型

症状：产后数日，时有烦热；恶露断续而下，并有浊带样分泌物；少腹作痛，痛时不能重按，尿频便结；舌质黯，苔薄，脉弦实。

治法：活血祛瘀。

方药：桃红消瘀汤（自制方）主之。

丹参 9g　土牛膝 6g　归尾 6g　桃仁 3g　红花 3g　乳香 6g　蕺菜 9g

服法：水煎服。

第七节　产后发痉

【概述】

妇女生产以后，口噤不开，手足搐搦，腰背强直，甚则角弓反张，称为产后发痉。

发生本病的主要原因是产后亡血过多，血虚不能濡养肝木，以致肝风内动，或血虚而为外风侵袭。《金匮要略》说："产后血虚，多汗出，喜中风，故令病痉。"《诸病源候论》说："产后中风痉者，因产伤动血脉，脏腑虚竭，饮食未复，未满日月，营卫虚伤，风气得入五脏，伤太阳之经，复感寒湿，寒搏于筋则发痉。"《妇人规》说："产后发痉，乃阴血大亏证也。"《女科经纶》引缪仲淳语："去血过多，阴气暴虚，阴虚生热，热极生风，故外现风证。其实阴血不足，无血养筋所致。"吴鞠通更具体地把因亡血亡津液而引起的痉病统称为虚痉。他在《温病条辨》中说："产后亡血，病久致痉，风家误下，温病误汗，疮家发汗者，虚痉也。"综合各家学说，痉病的原因不外两端：一是津伤液脱，血枯血燥；一是六淫外感，化燥生风。说明产后发痉起于内因和外因，而内因尤为主要。因为产妇本身血虚，才易引起内风，或感受外风。所以，《妇人规》说："在伤寒家虽有刚痉柔痉之辨，总之则无非血燥血枯之病。"因此，治疗产后发痉，应着重在虚，即或外感风邪，也应多从血虚考虑，这是一般的治疗原则。但也有特殊病情，如古人有用天麻散、六神汤等化痰方剂治疗产后发痉的，临床上也常遇到这种症状，说明产后发痉仍有因痰湿所致的。医者要知常达变，才能施治无误。

【辨证论治】

产后发痉既分血虚与中风两类，症状各有不同，治法也就各异。必须辨证明确，处方才能恰当。由血虚发痉的，面色苍白，两手微撒，有肢冷自汗等虚象。如属中风发痉，多有头项强痛，恶寒发热，脉浮弦等症状。但是，又有偏寒偏热、夹湿夹痰的，临证时宜仔细观察，辨证施治。

治疗产后发痉，朱丹溪认为当大补气血，因为产后亡血伤阴，脏腑虚损，当以气血为重，虽见风象，也须以养血柔肝为主。即古人所谓"治风先治血，血行风自灭"的道理。如属外风湿痰，亦宜在扶正祛邪的基础上，适当运用祛风化痰清热之品。若症现抽搐无力，两眼反折，汗出如珠，拭之不及，两手撮空，呼吸喘促等危候，大多预后不良。

治疗原则：属于血虚的，以补血填阴为主，佐以镇肝息风；属于中风的，虽应祛风，但亦应重视亡血伤津的特点，注意养血，血足则风自灭。不可过用辛散，而犯虚虚之戒。临床时，须慎重考虑。

1. 血虚型

症状：产后骤然发痉，颈项强直，牙关紧闭，口眼㖞斜，四肢搐搦，两手微撒，面色苍白或萎黄，舌质淡，无苔，脉虚细而紧。

治法：补血柔肝，佐以祛风。

方药：滋营活络汤（《傅青主女科》）。

川芎 4.5g　当归 6g　熟地黄 6g　人参 6g　黄芪 3g　茯神 3g　天麻 3g　炙甘草 1.2g　陈皮 1.2g　荆芥穗 1.2g　防风 1.2g　羌活 1.2g　黄连 2.4g（姜汁炒）

服法：水煎服。

加减法：有痰者，加竹沥、姜汁、半夏；口渴者，加麦冬、葛根；有食者，加山楂、砂仁、神曲、麦芽；大便闭者，加肉苁蓉；汗多者，加麻黄根；惊悸者，加枣仁。

兼证：

（1）如产后出血过多，骤然发痉，面色苍白，口眼㖞斜，手足瘛疭，甚则角弓反张，舌质淡，脉浮细而弦，宜补血滋液以息风，大补元煎（《景岳全书》）主之。

高丽参6g（或党参60g）　怀山药（炒）9g　山茱萸6g　熟地黄9g　杜仲9g　当归6g　枸杞9g　炙甘草6g

水二盅，煎七分，食远温服。

（2）若血虚阴竭，真阴欲绝，手足瘛疭，既厥且哕，舌淡无苔，脉细而劲，宜滋液柔肝，小定风珠（《温病条辨》）主之。

鸡子黄1枚（生用）　真阿胶6g　生龟板18g　童便1杯　淡菜9g

加水五杯，先煮龟板、淡菜，得二杯，入阿胶上火烊化，加鸡子黄，搅令相得，再冲童便顿服。

出血不止者，加炒旱莲草15g，黄芪12g；自汗者，加泡参24g（或党参15g），牡蛎12g；小便不禁者，加桑螵蛸9g。

（3）如神志昏迷，真阴时时欲脱，不省人事，小便失禁，舌质绛，苔黄而干，脉虚数而弦，宜育阴潜阳，柔肝息风，大定风珠（《温病条辨》）主之。

白芍9g　阿胶6g（另化冲）　熟地黄9g　麻仁9g　五味子3g　生牡蛎15g　麦冬9g　炙甘草3g　鳖甲12g　鸡子黄1枚（另冲）　生龟板12g

加水八杯，煮取三杯，再入鸡子黄，搅令相得，分三次服。

（4）如肝风内动，产后时有发热，头目晕眩而筋惕，忽然四肢抽动，牙关紧闭，口眼歪斜，不省人事，面色时红时白，舌淡红苔黄，脉弦数，宜镇肝息风，镇肝息风汤（自制方）主之。

生赭石15g　龙骨15g　牡蛎15g　白芍9g　玄参9g　天冬9g　川楝子3g　宣木瓜9g　钩藤9g

水煎，温服。

2. 中风型（外感风寒）

症状： 产后感冒风邪，头项强痛，恶寒发热，身疼腰痛；继而四肢强直，或手足瘛疭，牙关紧闭；舌淡苔薄白，脉弦紧。

治法： 疏风解表，佐以养血。

方药： 加味当归散（自制方）。

当归 9g　炒芥穗 9g　全蝎 6g　桑寄生 15g　钩藤 9g　僵蚕 9g

服法： 水煎，温服，不拘时。

3. 风痰型

症状： 产后神昏，角弓反张，或口噤不语；胸脘痞闷，痰鸣气逆，发热，大便秘结；舌苔黄腻，脉弦滑而数。

治法： 豁痰开窍。

方药： 加味蠲饮六神汤（自制方）。

胆南星 9g　竹黄 4.5g　半夏曲 9g　茯神 9g　旋覆花 6g　竹沥 10 滴　钩藤 9g

服法： 清水煎，去渣，温服。

加减法： 痰涎壅盛，口噤不语者，加天麻 9g，炒远志 6g，炒蚕沙 6g，竹沥加为 30g，生姜汁 10 滴。

兼证： 偏于痰湿者，产妇形体肥胖，言语謇涩，或口噤不语；痰涎壅盛，喉间如曳锯，胸脘痞闷，四肢瘫痪；舌苔白腻，脉象弦滑。宜燥湿祛风，加味天麻散（自制方）主之。

天麻 12g　白附子 9g（炮）　天南星 9g（炒）　半夏 9g（烫洗七遍，姜制）　全蝎 6g（炒）　钩藤 9g　广陈皮 6g

水煎，温服。如为散剂，可酌加分量，研为细末，每服 3g，用生姜、薄荷、酒调下，不拘时服（本方务必依法炮制）。

附：急痉证

症状：产后突然发痉，昏昧不识人，颈项强直，牙关紧闭，手握不开；身体发热，面色时红时青，呈苦笑状；脉浮弦而劲。

治法：祛风止痉。

方药：止痉愈风散（自制方）。

全蝎 9g　蜈蚣 9g　炒芥穗 15g　独活 3g

服法：共研为末，用黄酒兑开水，冲服 3g，如无效，两小时后再服。若无黄酒，可用醪糟汁冲开水服。

第八节　乳汁不行

【概述】

妇人产后乳汁少，或全无乳汁，都称为乳汁不行。

乳汁不行的原因，有气血虚弱、肝气郁结、气滞血凝三种。陈自明《妇人良方大全》说："妇人乳汁不行者，由气血虚弱，经络不调所致。"《妇人规》说："妇人乳汁，乃冲任气血所化，故下则为经，上则为乳。若产后乳迟乳少者，由气血之不足，而犹或无乳者，其为冲任之虚弱无疑也。"这是由气血虚弱冲任不调而引起的乳汁不行。《儒门事亲》说："或因啼哭悲怒郁结，气溢闭塞，以致乳脉不行。"此系肝气郁结而引起的乳汁不行。《医宗金鉴》说："产后乳汁不行，因瘀血停留，气脉壅滞者，其乳必胀痛。"是指气滞血凝，经脉壅滞所引起的乳汁不行。以上诸家论述，说明了乳汁通畅与否和气血盛衰、精神因素、气滞血凝有着密切的关系。

巴蜀名医遗珍系列丛书

【辨证论治】

产后乳汁不行的原因各异，症状有别，必须详细审察，以免认实作虚或以虚为实，贻误病人。若因气血虚弱而致乳汁不行，必面色淡黄，心悸头昏，纳少便溏；若因肝郁气滞，经脉不畅，而使乳汁不行，必有乳房胀痛，情绪烦躁，胸胁不舒等现象。

治疗本病，应以通络行滞为主。而"行"的方法，要根据病情来决定。若气血虚弱，宜补而行之；若肝郁气结，宜疏而行之。此外，尚应佐以外治，如用浸油木梳轻梳乳房，刺激局部，有活络通乳的作用；如胀硬疼痛，用热水洗涤乳房或热敷，也可收到宣通气血的效果。

1. 血虚型

症状：产后乳汁不行，乳部无胀满感觉，面色苍白，略带淡黄，精神疲乏，间或畏寒，头晕耳鸣，心悸气短，腰酸腿软，大便或溏或秘，小便频数，舌淡少苔，脉虚细。

治法：补血益气。

方药：黄芪八物汤（《医略六书》）。

熟地黄 9g　当归 9g　黄芪（炙）9g　白术（炒）4.5g　茯苓 4.5g　川芎 3g　白芍（酒炒）4.5g　炙甘草 1.8g

服法：水煎，温服。

加减法：如食减便溏者，去熟地黄、白芍，加扁豆 15g，莲米 15g，蔻仁 3g。

兼证：如虚而兼热，产后乳汁不行；面色苍白，有时颊赤，头晕心悸，手心灼热，口舌干燥，或午后潮热，心烦寐少，小便淡黄，大便干燥；舌红苔薄黄，脉细数。宜清营养血，通乳四物汤（《医略六书》）主之。

生地黄 15g　当归 9g　白芍（酒炒）3g　川芎 3g　木通 3g　王不留行 9g　天花粉 9g　猪蹄 2 只　知母（酒炒）4.5g

水、酒各半，煎浓去渣，温服。

2. 气郁型

症状：产后乳汁不行，乳房胀痛；胸胁饱满，面色青黯，精神抑郁，食量减少，有时两胁作痛，腹部亦有胀痛，大便不畅；舌淡苔白腻，脉沉迟而涩。

治法：舒肝活络。

方药：通经活络汤（自制方）。

瓜蒌 12g　橘络 6g　青皮 6g　丝瓜络 12g　生香附 6g　通草 9g　扁豆 15g　当归身 4.5g

服法：水煎，温服。

加减法：恶露已净，少腹微胀者，加王不留行 9g，漏芦 9g；如因暴急暴怒之后，饮食减少，胸胁胀甚者，加柴胡 6g，厚朴花 6g。

兼证：

（1）兼血滞：产后乳汁不行，乳房胀痛；面色略带青紫，胸闷嗳气，有时腹胀痛；舌略带青色，苔薄而腻，脉象沉涩。宜养血行滞，漏芦汤（《医略六书》）主之。

漏芦 9g　赤芍 4.5g　当归 9g　川芎 3g　枳壳 4.5g　木香 4.5g　桔梗 3g　白芷 4.5g　甘草 1.5g　皂角刺 3 枚

水煎，去渣，温服。

（2）兼热：产后乳汁不行，乳房作胀或肿痛；面色暗红，精神郁闷易怒，胸闷内热，两胁及腹部时有胀痛感；口苦而干，大便燥结，小便黄；舌质红，苔薄黄，脉数。宜清热通络，涌泉散（《医宗金鉴》）

主之。

王不留行　白丁香（即雄雀粪）　漏芦　天花粉　僵蚕各等分

服法：共研为末，每服 12g，用猪蹄煮汁调下。

兼证：如产后乳汁少，无其他症状者，可用猪蹄汤（《产孕集》）。

猪蹄 2 只　通草 24g

加水同炖后，去通草，食猪蹄喝汤。

第九节　乳汁自出

【概述】

妇女产后，乳汁不经婴儿吮吸，自然流出，或终日不绝，称为乳汁自出。

乳汁自出的原因，根据古人的记载，多属气血不足，虚不能摄，但也有肝经郁热，亦可导致乳汁自出。《妇人良方大全》说："产后乳汁自出，乃胃气虚，宜服补药止之。"又说："若怒气乳出，此肝经风热。"指出乳汁自出的原因，有虚有实。此外，也有气血旺盛，乳房作胀而乳汁不时自出，这是一种生理现象，不属病变，应与上述的乳汁自出有所区别。

【辨证论治】

乳汁自出，如系气血两虚，多有面色或黄或白，精神倦怠，心悸气短，舌质淡，脉沉弱等虚象；如属实证，多见心烦善怒，面色潮红，头晕胁胀，苔黄，脉弦数等。

治疗气血两虚，宜补气益血，如因肝经郁热，宜疏肝解郁清热；若属气血旺盛，乳汁多而溢出，或不需亲自哺乳的，可用炒麦等 30～60g

煎汤服，其乳即回。

1. 气血两虚型

症状：产后乳汁自出，乳房不胀满；面色白，略带淡黄，皮肤干燥，精力疲乏，头晕耳鸣。心悸气短，大便或溏或秘；舌淡苔少，脉象虚细。

治法：补气益血。

方药：十全大补汤（《和剂局方》）。

党参 15g　黄芪 15g　肉桂 3g　白术 9g　茯苓 9g　秦归 6g　川芎 3g　白芍 9g　熟地黄（砂仁炒）12g　炙甘草 6g

服法：水煎，温服。

2. 肝经郁热型

症状：产后乳汁自出；面色苍黄，间有潮红，心烦易怒，头晕胁胀；舌苔黄，脉弦数。

治法：舒肝解郁。

方药：归芍甘麦汤（自制方）。

当归 6g　杭芍 12g　白术 9g　柴胡 6g　茯神 9g　甘草 3g　小麦 30g（或麦芽 18g）　大枣 3 枚

服法：水煎，温服，不拘时。

第十节　乳　结

【概述】

产后乳房胀硬作痛，按之有核，时有寒热，称为乳结。如不早治，可以发展成为乳痈。引起乳结的原因，不外肝郁气滞，经络受阻或外邪入侵。朱丹溪《格致余论》说："乳房阳明所经，乳头厥阴所属，乳子之母，不知调养，忿怒所逆，郁闷所逼，厚味所酿……故热盛而化脓。"这是由于气郁引起的。《诸病源候论》说："热食汗出，露乳伤风，喜发乳肿，名为吹乳，因喜作痈。"这是感受外邪引起的乳结。《医学心悟》说："……复有乳儿之际，为儿口气所吹，致令乳汁不通，壅滞肿痛，不及治则成痈。"这是因乳儿吹气所引起的乳结。由此可见乳结或乳痈，其病理机制是一致的，只是有轻重不同而已。

【辨证论治】

乳结一证，由于肝郁气滞的，多见胁胀胸满，乳汁不通，继而肿硬疼痛，寒热时作，有微汗，口苦，苔白，脉弦数；由于外感风寒的，多见头痛身疼，寒热无汗，苔薄白，脉浮数或浮紧。治疗方法以宣通经络为主。肝郁气滞者，宜舒肝解郁，理气行滞；感受外邪者，宜疏解表邪。

1. 肝郁气滞型

症状：乳汁停滞不畅，乳房胀硬作痛，甚或红肿，时有恶寒发热，舌淡苔白，脉弦数。

治法：舒肝解郁，通络散结。

方药：通乳散结汤（自制方）。

全瓜蒌 12g　青皮 9g　丝瓜络 15g　橘络 9g　橘叶 10 片　通草 9g　郁金 6g　刺蒺藜 9g　蒲公英 15g

服法：水煎，温服。

加减法：红肿甚者，加银花 15g，甘草 3g。

2. 外感风寒型

症状：乳房疼痛肿胀，摸之有硬块，按之痛剧，表面红赤；形寒发热，头痛胸闷，周身骨节疼痛，无汗，舌苔薄白，脉象浮数。

治法：疏风解表。

方药：消毒汤（《医钞类编》）。

白芷 6g　当归 3g　浙贝母 9g　僵蚕 9g　天花粉 9g　金银花 15g　甘草 3g

服法：水煎服。

加减法：恶寒无汗，脉浮紧者，如荆芥 9g，防风 9g。

第十章 妇科杂病

妇科疾病,主要是经、带、胎、产四大类,其次是乳疾和前阴诸病。癥瘕积聚虽不尽属妇女证候,但妇女病人较多于男子。因为广大妇女过去长期处于封建礼教的束缚下,情志抑郁,胸怀狭窄,加以卫生条件很差,虽患疾病,亦少注意,或根本得不到医治,所以容易导致气血凝滞,形成癥瘕,严重影响妇女的身体健康,实有专题讨论的必要。至于乳疾中的乳痈、乳癌,均属外科范围,本章暂不讨论。现将不孕、癥瘕、脏躁和前阴诸疾,为杂病一章。

不孕原因,非止一方,关系到男女双方,但肾气虚,气血不足,不能摄精成孕者为多。癥瘕一证,常因起居不慎,精神抑郁,以致气滞血凝而成。脏躁则多由情志不畅,内脏津液受损所致。阴挺多属气虚下陷。前阴瘙痒,为湿热内蕴,郁而生虫,也有因不重视清洁卫生传染而来的。因此,平时应慎起居,调情志,勿过劳过逸,注意清洁卫生。特别在胎前、产后和经期,更应加倍调护。

妇科杂病的治疗,应根据不同的病因来确定。治疗不孕,宜温肾调肝,补益冲任为主;癥瘕以破血消瘀,行气和中为主;脏躁宜清心滋液,兼痰者,佐以清热化痰;阴挺多属虚证,宜补气升提,如兼湿热,则佐以清热除湿。以上均属妇科杂病治疗原则,至于具体疗法,将在各节中介绍。

第一节 不 孕

【概述】

孕育一门，在妇科学中占很重要的地位，因为孕育与繁衍种族、强国健民有着直接关系。

不孕症，指在生育年龄的夫妇，婚后同居一年以上，女方不受孕；或已生育过，而又数年不再受孕，都称为不孕。前者，《备急千金要方》称为"全不产"，《脉经》称"无子"，是属于原发性不孕；后者，《备急千金要方》称为"断绪"，属于继发性不孕。

不孕的原因可概括为两类：一类属于先天性生理缺陷，另一类属于后天病理变化。生理缺陷有螺、纹、鼓、角、脉五种。螺是女子阴户中有螺旋纹；纹指阴道狭小；鼓是阴户绷急似无窍；角是阴蒂过长；脉是一生无月经，不能受孕者。此即古人所谓的"五不女"，认为这类女子是没有生育能力的。这些生理缺陷，除"脉"可用中药治疗外，其他四种，目前药物尚无法解决，其中有的可用西医手术治疗。本节所述系后天病理变化导致的不孕症。

根据历代医籍记载，有多种因素均可导致月经失调而产生不孕。《内经》说："女子二七而天癸至，任脉通，太冲脉盛，月事以时下，故有子。"可见月经与受孕的关系非常密切。

不孕的病因虽多，仍不外虚实两端。虚者有肾虚、血虚和脾虚，实者有肝郁、血热和痰湿等。《圣济总录》说："妇人所以无子，由冲任不足，肾气虚寒故也。"指出肾虚导致不孕。《格致余论》说："妇人无子，率由血少不足以摄精也。"薛立斋说："又有脾胃虚损，不能营养冲任。"以上说明血虚脾弱不孕的机理。朱丹溪说："肥盛妇人，禀受甚厚，恣于酒食，经水不调，不能成孕，以躯脂满溢，湿痰闭塞子宫故也。"此系痰湿阻滞，经络阻塞的不孕。《女科经纶》引何松庵语："有瘦弱妇人，不能成胎者，或内热多火，子宫血枯，不能凝精。"此指血热不孕。也有由于情志不舒，肝郁气结，疏泄失常，月经不调，而导致不孕的。此外，不孕也与男子有关，并不单纯是女方的因素。《脉经》说："男子脉微弱而涩，为无子，精气清冷也。"薛立斋说："妇人不孕……更当审男子形质如何，有肾虚精弱，不能融育成胎……"

以上论述不孕原因，说明男女双方都有关系，不能完全归因于女方。本节专论妇女病理的不孕，不涉及男子不育的证治。

【辨证论治】

不孕原因，古人论述颇多。根据临床观察，肾虚、血虚、肝郁、痰湿等较为多见，至于脾虚、血热可为血虚发展趋势的表现，可以不必另列一型。在辨证方面，结合四诊八纲，不难鉴别。肾虚多见腰酸腿软，少腹冷，月经量少；血虚则面色苍白，经少色淡；肝郁多精神郁闷，月经愆期；痰湿常有头眩心悸等症。

本病治疗原则，需在详审病机，辨明虚实的基础上，遣方用药。虚者，益气养血，温肾调肝，以补冲任；实者，化痰除湿，疏肝解郁，以调气血。除药物治疗外，尚需情志舒畅，房事有节，注意起居劳逸等。

1. 肾虚型

症状：婚久不孕，经期延后，量少色淡，白带清稀；腰酸痛，小腹冷，夜尿多，面色晦暗；苔白润，舌质淡，脉沉细弱。

治法：温肾益血，调补冲任。

方药：加减苁蓉菟丝丸或通脉大生丸。

（1）加减苁蓉菟丝丸（自制方）

肉苁蓉 30g　菟丝子 30g　覆盆子 30g　枸杞 30g　桑寄生 30g
熟地黄 30g　当归 15g　焦艾 15g

服法：研为细末，炼蜜为丸，如梧子大。每服 6g，早晚各一次，白开水送下。如作为汤剂，酌情减量。

加减法：肾阳不足，小腹冷甚，腰痛如折，小便不禁者，可选加巴戟天、淫羊藿、鹿角霜，补骨脂、肉桂、附片等品，温补肾阳。

（2）通脉大生丸（自制方）

杜仲 30g　续断 30g　菟丝子 60g　桑寄生 30g　艾叶 24g　砂仁 15g　茯苓 24g　山药 24g　首乌 24g　鹿角霜 15g　台乌 15g　当归 24g　肉苁蓉 15g　车前子 6g　枸杞 15g　紫河车 30g　荔枝核 15g

服法：研细末，炼蜜为丸，重 3g，每日早晚各服 1 丸，开水送下。

2. 血虚型

症状：婚后无子，月经后期，量少色淡；面色萎黄，皮肤不润，形体衰弱，头晕目眩；舌淡苔薄，脉细弱。

治法：养血滋肾。

方药：养精种玉汤（《傅青主女科》）加味。

大熟地 30g　当归 15g　白芍 15g　山萸肉 15g　续断 15g　炒杜仲 15g　菟丝子 15g

服法：水煎服。

兼证：

（1）如血虚脾弱，面浮肢肿，食欲欠佳者，宜健脾养营，归芍异功散加味（自制方）主之。

党参 30g　白术 12g　茯苓 12g　陈皮 9g　甘草 3g　当归 9g　白芍 12g　怀山药 15g　糯米草根 24g

水煎，温服。

（2）如血虚阴亏，证见月经先期，色红量少，唇红咽干，心烦潮热，舌红苔少等。又宜养血滋阴，两地汤（《傅青主女科》）加二至丸主之。

生地黄 30g　地骨皮 9g　玄参 30g　白芍 12g　阿胶珠 9g　麦冬 15g　女贞子 12g　旱莲草 12g

水煎服。

3. 肝郁型

症状： 婚久不孕，月经愆期，量时多时少；胸闷胁胀，情志抑郁，喜叹息；苔薄白质正常，脉弦。

治法： 舒肝解郁，养血扶脾。

方药： 舒肝化育汤（自制方）。

柴胡 9g　当归 9g　川芎 9g　白术 12g　茯苓 12g　香附 9g　牡丹皮 9g　泽兰 12g　艾叶 9g

服法： 水煎服。

加减法： 经量多者，去当归、川芎，加益母草 15g，白芍 12g。

4. 痰湿型

症状： 多年不孕，月经不调，色淡量多，白带多；形体肥胖，面色白，头晕心悸，口淡，苔白厚腻，脉滑。

治法： 化痰燥湿，苍术导痰丸（《妇科玉尺》）。

制苍术 60g　制香附 60g　南星 30g　半夏 30g　枳壳 30g　川芎 30g　神曲 30g　飞滑石 120g　陈皮 45g　茯苓 45g

服法： 上药姜汁浸后，阴干研末，蒸饼为丸。每服 6g，早晚各一次，白开水送下。

加减法： 经量过多者，去川芎，加黄芪 30g，续断 30g，补气固肾摄血；心悸甚者，加远志 6g，祛痰宁心。

第二节　癥　瘕

【概述】

癥瘕是发生在腹腔内的肿块，古代医籍常是癥瘕并称。其实癥和瘕有区别，是两种性质不同而又相似的病证。《医宗金鉴》说："牢固不移，有定处者为癥；推移转动，忽聚忽散者为瘕。故曰：癥者征也，言有形可征也；瘕者假也，言假物以成形也。"这就说明了癥与瘕的区别。本病最早见于《内经》，当时称为瘕聚。《素问·骨空论》说："任脉为病……女子带下瘕聚。"可见两千多年前，中医学就有瘕病的记载。在《灵枢·水胀》中，根据其发病机制、部位和症状等不同的情况，把它分为石瘕和肠覃，并做了扼要的阐述："石瘕生于胞中，寒气客于子门，子门闭塞，气不得通，恶血当泻不泻，衃以留止，日以益大，状如怀子，月事不以时下。""肠覃……寒气客于肠外，与卫气相搏，气不得荣，因有所系，癖而内着，恶气乃起，瘜肉乃生，其始生也，大如鸡卵，稍以益大，至其成，如怀子之状。久者离岁，按之则坚，推之则移，月事以时下。"具体而形象地说明了石瘕和肠覃在病因、症状上的区别，给后世诊治癥瘕指出了方向。张仲景又提出了癥的病名，实际上与《内经》的瘕是同一疾病。《金匮要略·妇人妊娠病脉证并治》说："妇人宿有癥病，经断未及三月，而得漏下不止，胎动在脐上，此为癥痼害。"巢元方在《诸病源候论》中把它总结为癥瘕，《癥瘕病诸候》说："癥瘕者，皆由寒温不调，饮食不化，与脏气相搏结所生也。其病不动者，直名为癥，若病虽有结瘕，而可推移者，名为瘕。瘕者假也，谓虚假可动也。"从肿块的移动与否，把癥和瘕做了明确的鉴别。

癥瘕一病，男女皆有，但因妇女生理特殊，比较容易发生。本节所讨论的只限于妇科范围，其他从略。

产生癥瘕的原因，根据文献记载，有以下几种。《诸病源候论》说："八瘕者，皆胞胎生产，月水往来，血脉精气不调之所生也。"又说："妇人病之有异于丈夫者，或因产后脏虚受寒，或因经水往来，取冷过度，非独关饮食失节，多夹有血气所成也。"指出血脉精气不调，或外感风邪，都能导致癥瘕的产生。还有由于房室不节或情志抑郁，以及劳伤等原因所引起的。《妇人良方大全》说："若乘外邪而合阴阳，则小腹、胸、胁、腰、背相引而痛，月事不调，阴中肿胀，小便淋沥，面色黄黑，则瘕生矣。"《妇人规》说："瘀血留滞作癥，惟妇人有之，或恚怒伤肝，气逆而血留，或忧思伤脾，气虚而血滞，或积劳积弱，气弱而不行，总由血动之时，余血未净，而一有所逆，则留滞日积，而渐以成癥矣。"综合各家论述，发生本病的原因，不外气滞和血瘀两种，所以，《妇人规》又说："总之，非在气分，则在血分，知斯二者，则癥瘕二字已尽之矣。"

【辨证论治】

癥瘕的辨证，在《诸病源候论》里有七癥八瘕，《备急千金要方》有十二瘕，《妇人良方大全》有疝瘕、八瘕、癥痞、食瘕、血癥等名目，后世医家的认识也各有不同。但从发病的原因来看，不外血瘀、气滞和痰积，其中血瘀、气滞是主要原因。在分析病情时，应以气血为主，然后再辨别其他症状，审其是否顽痰积滞，或风寒侵袭，以及体虚、气弱等兼证，尽量做到掌握重点，全面分析。如因气滞，其积块必不坚实，且时聚时散，痛无定处；如系瘀血所致，必积块坚硬，位置固定不移，疼痛拒按；如顽痰积滞，多见肤色白，平素多痰，恍惚少寐，心惕易惊，胸脘胀闷，甚则腹大如怀孕状，若结为癥，则坚硬不移，为瘕则聚散无定；若兼有风寒，则喜热恶凉；若病久阳虚，则有神倦气短、头晕脑涨、耳鸣眼花等现象。明确以上各症，才能辨证施治。

癥瘕的治疗原则为破血消坚，理气行滞。有形有质的，可用破血消坚之药；若无形无质，气滞作痛，聚散无常，当以行气和中为主。因为瘀滞为病，久而成积，不用攻坚、破血、行气之药，不能消散积聚。但是施治时，必须详审发病的新久、体质的强弱。初起时，正气强，邪气浅，宜用攻破；若发病日久，邪气渐深，正气渐弱，则应攻补兼施；倘久病不愈，邪气侵凌，正气已衰，宜以补正为主，待正气逐渐恢复，才能酌情攻破。既攻之后，又需及时扶正。《妇人规》引罗谦甫说："养正邪自除，必先调养，使营卫充实，若不消散，方可议下。"具体用药尤需注意，即或体质壮实，攻积亦当渐进，太急则伤正气，正气受损，则邪气反固，所谓"大积大聚，衰其大半而止"，正是这个道理。总之，治疗癥瘕，必须考虑体质强弱、病邪深浅，然后斟酌情况，当攻则攻，当补则补，或先攻后补，或先补后攻，或寓攻于补，或寓补于攻，都应遵守"除之以渐""衰其大半而止"的原则。在临证施治上，由于气滞的，宜理气行滞；由于血瘀的，宜破血软坚；由于痰积的，宜导痰消积，兼有风冷的，佐以祛风散寒；病久体虚的，则宜温中扶气，待正气渐复，再根据其致病因素，酌情施治。

1. 气滞型

症状：腹部胀痛，少腹双侧或单侧有包块，但不甚坚，推之可移，随气上下，时聚时散，其痛亦无定处；面色青白，精神郁闷，两胁胀痛，月经期则痛较甚，时有白带，舌正常，苔薄黄，脉弦滑。

治法：理气行滞，止痛软坚。

方药：二香饮（自制方）。

香附 12g　檀香 6g　台乌 6g　青皮 6g　姜黄 6g　海藻 9g　昆布 9g　橘核 6g　荔枝核 6g

服法：水煎服。亦可制成丸剂或散剂，每服 6g，每日早晚各一次。白开水送下（本方用于卵巢囊肿有效）。

兼证：

（1）如肝肾气郁，少腹两侧疼痛拒按，有块不坚，推之可移；胸胁胀痛，痞满不思食，有时小腹正中亦痛，但不拒按，月经后期，舌淡苔白，脉弦滑。宜理气行滞，和血散瘕，加减香棱丸（自制方）主之。

木香 6g　丁香 6g　三棱 6g　枳壳 6g　青皮 6g　川楝子 6g　小茴香 3g　台乌 9g　香附 9g　莪术 9g

水煎，空腹，温服。

月经后期量少者，加当归 6g，川芎 6g；少腹两侧痛甚，按之有块者，去丁香，加荔枝核 6g；包块疼痛拒按者，去丁香、木香、茴香、川楝子，加桃仁 6g，牡丹皮 6g，姜黄 9g，乳香 6g，没药 6g，檀香 6g；痛时兼有白带者，加蕺菜 15g，或蒲公英 15g，贯众 9g；少腹坠胀，自觉阴道内有物下坠，或已脱出阴道口外者，去丁香、木香、三棱、莪术，加泡参 18g，白芷 6g，炙升麻 6g，白术 6g（血虚头晕耳鸣者，不用升麻）；兼有腰酸腹痛者，加杜仲 15g，续断 9g。

（2）兼寒：少腹胀痛，随气上下，胸脘窒塞，心腹疼痛，嗳气泛恶，面色略青，身体怕冷，月经失常，苔薄白，脉沉弦而迟。宜理气温寒行血，大七气汤（《济生方》）主之。

三棱 9g　莪术 6g　青皮 9g　陈皮 3g　藿香叶 4.5g　桔梗（去芦）6g　肉桂（不见火）3g　益智仁 6g　香附 6g（炒去毛）　甘草 3g　水煎，温服。

2. 血瘀型

症状：少腹有块，坚硬不移，疼痛拒按，时有潮热，面色紫黯，皮肤干燥；月经量少，甚或停闭，平时有白带；舌紫黯，脉沉涩。

治法：活血行瘀，软坚散结。

方药：鳖甲丸（《沈氏尊生书》）。

鳖甲 90g　三棱 30g　莪术 30g　香附（均醋制）30g　桃仁 30g　红花 30g　海蛤粉 30g　麦芽 24g　青皮 21g

服法：研末，以神曲糊丸。每服 9～12g，一日三次。体虚者，可用八珍汤间服。

兼证：

（1）瘀积甚者，癥块坚硬牢固，疼痛拒按；月经紊乱或停闭，色不正常；面色紫黯，甚则黧黑，肌肤甲错，形体瘦弱，胸胁胀满，口燥不饮，大便秘结；舌色紫黯，脉沉结而涩。宜攻坚破瘀，大黄䗪虫丸或化癥回生丹主之。

①大黄䗪虫丸（《金匮要略》）

大黄（蒸）75g　䗪虫半升　黄芩 60g　甘草 90g　桃仁 1升　杏仁 1升　芍药 120g　干地黄 300g　干漆 30g　虻虫 1升　水蛭 100枚　蛴螬 1升

巴蜀名医遗珍系列丛书

共研细末，炼蜜为丸，如绿豆大，一日三服，每次用酒饮服 5 丸（用量多少，可按体质强弱，酌情增减）。

②化癥回生丹（《温病条辨》）

人参 180g　安南桂 6g　两头尖 160g　麝香 60g　片子姜黄 60g　公丁香 90g　川椒炭 60g　虻虫 60g　京三棱 60g　蒲黄炭 30g　藏红花 60g　苏木 90g　桃仁 90g　当归尾 120g　没药 60g　白芍 120g　杏仁 90g　香附 60g　吴茱萸 60g　延胡索 60g　水蛭 60g　阿魏 60g　小茴香炭 60g　川芎 60g　乳香 60g　良姜 60g　艾叶炭 60g　益母膏 240g　熟地黄 120g　鳖甲胶 960g　大黄 240g　苏子霜 60g　五灵脂 60g　降真香 60g　干漆 60g

上药共为细末，以鳖甲、益母膏、大黄和匀，再加炼蜜为丸，重 4.5g，蜡皮封护，用时温开水空心服。瘀甚之证，黄酒下。每服 1 丸（成药）。

（2）如瘀积日久，正虚邪实，遇有以上诸症，但身体羸弱，饮食不思，头晕目眩，神疲懒言，气短下陷，溲清便溏，甚或四肢不温，舌淡苔少，脉浮虚而涩。此时用药，宜攻补兼施。若虚甚者，先补后攻；不甚者，则先攻后补，或攻补兼用。以免邪去正伤，造成不良后果。补正宜补中参附汤（自制方）。

黄芪 18g　白术 18g　广陈皮 6g　升麻 6g　柴胡 6g　党参 60g　秦归 6g　炙甘草 6g　肉桂 3g　制附片 9g

水煎，食远温服。

手足温而兼漏下黑血如衃者，去肉桂、附片，加阿胶珠 9g，乌贼骨 30g，炮姜炭 6g。

（3）兼寒：腹部癥瘕，胀硬疼痛，月经量少或停闭；面色灰暗，身体畏寒，少腹冷痛喜热按；舌淡，间有浅蓝色，苔薄白，脉沉涩有力。宜散寒祛瘀，温经化癥汤（自制方）主之。

秦归 6g　川芎 6g　莪术 6g　桃仁 6g　吴茱萸 6g　肉桂 6g　盐炒小茴 9g　橘核 6g　乳香 6g　青皮 9g　血竭 6g

水煎，温服。

有白带而腰痛者，加附子 9g，焦艾 9g。如制丸剂，应加四倍量，并加鳖甲 60g。每次服 3g，每天两次。

（4）瘀久血虚：癥瘕坚硬拒按；面色苍白带黄，形肉枯瘦，头晕心悸，耳鸣眼花；舌质黯淡，苔花剥，脉象细涩。宜补血行瘀，增味四物汤（《济阴纲目》）主之。

当归　熟地黄　川芎　芍药　三棱　莪术　肉桂　干漆（炒烟尽）各等分

共为细末，每服 15g，水煎，温服。

3. 痰积型

症状：腹部有包块疼痛，身体肥胖，平素多痰，肤色白，头眩耳鸣，恍惚不寐，肉筋惕，时作时止，白带甚多，月经停闭，积久则腹大如怀孕状，若结为癥则坚硬不移，如形成瘕则痛无定处，恶心呕吐，舌淡苔白腻或灰腻，脉弦细而滑。

治法：导痰消积，佐以化瘀，加味导痰饮（自制方）主之。

制半夏 12g　茯苓 12g　陈皮 9g　甘草 3g　枳实 6g　川芎 6g　生姜 2 片　青皮 15g　鳖甲 60g

服法：水煎，温服。

第三节 脏 躁

【概述】

妇人无故悲泣，或哭笑无常，频频呵欠，称为脏躁。脏躁的病名，最早见于《金匮要略·妇人杂病脉证并治》："妇人脏躁，喜悲伤欲哭，象如神灵所作，数欠伸。"

脏躁的原因，多由忧愁思虑，情志郁结，以至心伤血虚，心火上亢所致。因为心在志为喜，在声为笑，肺在志为悲，在声为哭。心火上亢则灼肺，肺被伤，故悲伤欲哭。心主血而藏神，心血既虚，神志不宁，且心火上亢，不能下交于肾，则肾亦病，肾为欠为嚏，所以数欠。《内经》说："肾病者，善伸数欠颜黑。"本病主要是津液、血液不足，发为脏躁。而津血虚损又多因忧愁抑郁，精神刺激所致。因此，治疗脏躁，应以养心滋液为主，使病人情志舒畅，心胸开朗。

【治疗】

症状：本病发作时，悲伤欲哭，哭笑无常，呵欠不断，饮食时多时少或不食，夜间睡眠不安，大便干燥；舌红苔少或中心无苔，脉弦细或大或小，迟数无常。

治法：养心润燥。

方药：甘麦大枣汤（《金匮要略》）。

甘草 30g　小麦 240g　大枣 10 枚

服法：水煎，频服。

兼证：如兼痰，神疲肢倦，心悸气短，心烦惊惕，内热口干，恶心干呕，脉虚弦细数。宜养心润燥，佐以除痰，淡竹茹汤（《产科心法》）主之。

泡参 9g　　茯苓 6g　　法半夏 3g　　麦冬 15g　　甘草 1.5g　　竹茹 4.5g
生姜 3 片　　大枣 2 枚

服法：水煎，食前，温服。

第四节　阴挺（子宫脱垂）

【概述】

妇人阴中有物下坠，挺出阴道口外，称为阴挺，又称为阴脱、阴菌、阴癫。因其多发生于产后，一般又称为产肠不收、茄子疾。其实它即近代所称的子宫脱垂。

本病发生的原因，多由分娩时用力太过，产后劳力过度，或房室不慎。《妇人良方大全》说："产后阴脱，玉门不闭，因坐产努力举动，房劳所致。"《医宗金鉴》说："妇人阴挺，或因胞络伤损，或因分娩用力太过，或因气虚下陷，湿热下注，阴中突出一物，如蛇或如菌如鸡冠者，即古之癫疝类也。"从以上的论述看来，产生阴挺的原因，主要由于气虚，体质衰弱，湿热下注，或因坠出过久，擦伤溃烂，以致阴门肿胀，溲赤而痛。处理时，必须分清虚实，才能施治无误。

【辨证论治】

阴挺一证，可分为气虚和湿热两类。《医宗金鉴》说："属热者，必肿痛，小便赤数；属虚者，必重坠，小便清长。"这给辨证提供了准则。

治疗阴挺应本"陷者举之"的原则，以补气升提为主。即或湿热下注，在清热利湿方剂中，也宜注意升提下陷之气，待湿热已去，再行补气。这是治疗本病应该注意的。

巴蜀名医遗珍系列丛书

一般气虚的宜补中益气，湿热的宜清热利湿，佐以升提，再配合外治以辅助药力，则收效较快。

1. 气虚型

症状：阴道中有物下坠，或在阴道口处，或在阴道口外，甚或坠出数寸，大如鹅卵；自觉下腹重坠，腰部酸痛。心悸气短，精神疲惫；小便频数，大便稀溏，白带甚多；苔薄白，脉浮而虚。

治法：补气升陷，佐以养血。

方药：加味补中益气汤（自制方）。

党参30g　白术9g　甘草3g　黄芪30g　当归6g　陈皮3g　升麻6g　柴胡4.5g　枳壳15g　益母草30g

服法：水煎，食远服。

加减法：腰痛甚者，加菟丝子12g，炒杜仲12g。

兼证：如兼血虚，面色苍白，皮肤干燥；头晕耳鸣，眼花，大便燥结，脉虚细，舌淡红苔薄。宜气血双补，十全大补汤（《和剂局方》）主之。

党参15g　黄芪15g　肉桂3g　白术9g　茯神9g　秦归6g　川芎3g　熟地黄12g　芍药9g　炙甘草3g

水煎，食远服。

2. 湿热型

症状：阴道内有物下坠，外阴肿痛，黄水淋漓；小便热赤，解时疼痛，心烦内热，或身热自汗，口苦而干；舌质红，苔黄厚腻，脉滑数。

治法：清肝泄热。

方药：龙胆泻肝汤（《女科撮要》）。

龙胆草3g　木通4.5g　泽泻6g　黄芩6g　当归6g　车前草

6g　生甘草 1.5g　生地黄 9g　栀子 9g

服法：加灯草一团，水煎服。

加减法：舌淡苔白，小便清长者，去生地黄、泽泻，加泡参 9g，白芷 6g。

兼证：兼肝郁者，上症兼有两胁胀痛，头晕耳鸣，手心发热，脉弦细而数。宜平肝清热，加减逍遥散（自制方）主之。

牡丹皮 6g　山栀子 6g　柴胡 6g　秦归 6g　白芍 6g　白术 6g
茯神 9g　香附 9g　泽兰 9g

加灯草一团，水煎服。

附：外用方

阴挺下脱属虚者，用枳壳 30g，煎水熏洗。

阴挺下脱，外阴部肿痛，黄水淋漓者，用苦参 12g，黄柏 9g，白芷 6g，煎水熏洗。

第五节　阴　痒

【概述】

妇女阴道内或外阴部瘙痒，甚或疼痛，不时流水，坐卧不安者，称为阴痒。

发生阴痒的原因，有湿热下注，有肝经郁热。《妇人良方大全》说："妇人阴内痒痛，此……湿热所致……若阴中有虫痒痛，亦属肝木。"又说："妇人胸膈不利，内热作渴，饮食不甘，肢体倦怠，阴中闷痒，小便赤涩，此郁怒伤肝脾所致。"《女科经纶》引徐春甫说："妇人阴痒，多属虫蚀所为，始因湿热不已……其虫蚀阴户中作痒。"以上论述，说明本病主要产生于湿热郁积，肝郁也可导致湿热内蕴而生虫。可见其病因不外湿热合邪，只是引起湿热的原因各有不同而已。

【辨证论治】

阴痒的病因不同，症状也有差别。由湿热下注的，阴道内及外阴部有奇痒感觉，甚或疼痛，口苦苔腻，小便黄赤，脉弦细；如因肝经郁热，必有阴内瘙痒不堪，坐卧不宁，性情急躁，胁痛潮热，大便秘结等症状。治疗宜以清热除湿为主。热去湿除，虫即失去生存的条件，病亦随之痊愈。如兼用除湿杀虫之药外洗，则收效尤捷。

1. 湿热型

症状：阴部瘙痒异常；时时出水，甚或疼痛，坐卧不宁，小便黄赤短涩，或淋沥不断，或便时疼痛；食欲减退，咽干口苦，心烦，睡眠不安；舌苔黄腻，脉象弦滑而数。

治法：清利下焦湿热，佐以杀虫。

方药：加味二妙散（自制方）。

苍术 9g　黄柏 9g　土茯苓 9g　白芷 6g　蛇床子 6g　银花 12g

服法：水煎，食远服。

加减法：白带色黄量多者，加莲须 9g，贯众 9g。

2. 肝郁型

症状：妇人阴部奇痒，时发潮热，精神抑郁，性躁易怒，头目眩晕，面色黄黯，或发热胁痛，或心烦不寐，饮食减少，大便干，小便黄或解而不爽，或淋沥不断，苔薄黄，脉滑细数。

治法：清肝泄热。

方药：龙胆泻肝汤（《和剂局方》）。

龙胆草（酒拌炒）9g　当归尾（酒拌）9g　栀子 9g　车前子 9g

黄芩 6g　　甘草 1.5g　　柴胡 4.5g　　泽泻 3g　　木通 6g　　生地黄 6g

服法：水煎，食远热服，更以美膳压之。

附：外洗方（凡属阴痒均可用）

苦参 12g　　蛇床子 12g　　白芷 12g　　黄柏 12g　　白矾 1.5g

水煎，外洗阴部（先熏后洗，洗时水不宜太热）。

附：方剂索引

一画

一贯煎（《柳州医话》）

北沙参　麦冬　当归身　生地黄　枸杞　川楝子

二画

二至丸（《医方集解》）

女贞子　旱莲草

二香饮（自制方）

香附　檀香　台乌　青皮　姜黄　海藻　昆布　橘核　荔枝核

十灰散（《十药神书》）

大蓟　小蓟　侧柏叶　荷叶　茜草根　白茅根　山栀　大黄　牡丹皮　棕榈皮

十全大补汤（《和剂局方》）

党参　黄芪　肉桂　白术　茯苓　秦归　川芎　白芍　熟地黄　炙甘草

十味香附丸（《济阴纲目》）

香附　当归　川芎　芍药　熟地黄　白术　泽兰　陈皮　甘草　黄柏

七制香附丸（《医学入门》）

香附　当归　莪术　牡丹皮　艾叶　乌药　川芎　延胡索　三

棱　柴胡　红花　乌梅

人参丁香散（《济阴纲目》）

人参　公丁香　南藿香

人参当归汤（《景岳全书》）

人参　当归　生地黄　桂心　麦冬　白芍

人参滋血汤（《产宝百问》）

党参　怀山药　当归　川芎　芍药　熟地黄　茯苓

八珍汤（《证治准绳》）

党参　白术　茯神　秦归　熟地黄　白芍　川芎　甘草

八珍汤（《证治准绳》）

人参　白术　白茯苓　甘草　熟地黄　当归　川芎　白芍　生
姜　红枣

九味香附丸（《济阴纲目》）

川芎　酒芍　生地黄　陈皮　小茴香　白术　黄芩　当归　香附

三画

三补丸（《证治准绳》）

黄连　黄芩　黄柏

大七气汤（《济生方》）

三棱　莪术　青皮　陈皮　藿香叶　桔梗　肉桂　益智仁　香
附　甘草

大补元煎（《景岳全书》）

高丽参　怀山药　山茱萸　熟地黄　杜仲　当归　枸杞　炙甘草

大定风珠（《温病条辨》）

白芍　阿胶　熟地黄　麻仁　五味子　生牡蛎　麦冬　炙甘草　鳖甲　鸡子黄　生龟板

大黄䗪虫丸（《金匮要略》）

大黄　䗪虫　黄芩　甘草　桃仁　杏仁　芍药　干地黄　干漆　虻虫　水蛭　蛴螬

小定风珠（《温病条辨》）

鸡子黄　真阿胶　生龟板　童便　淡菜

小品生地黄汤（《小品方》）

生地黄　侧柏　黄芩　阿胶　甘草

小营煎（《景岳全书》）

当归　熟地黄　炒白芍　山药　枸杞　炙甘草

千金鲤鱼汤（《备急千金要方》）

小鲤鱼　白术　茯苓　当归　芍药

卫生汤（李东垣方）

当归　白芍　黄芪　甘草

四画

开郁逐瘀汤（自制方）

香附　郁金　延胡索　归尾　川芎　青皮　枳壳

五味消毒饮（《医宗金鉴》）加味

金银花　野菊花　蒲公英　紫花地丁　紫背天葵　仙鹤草

止带方（《世补斋不谢方》）

猪苓　茯苓　车前子　泽泻　茵陈　赤芍　黄柏　栀子　牡丹

皮　牛膝

止痉愈风散（自制方）

全蝎　蜈蚣　炒芥穗　独活

内补丸（《女科切要》）

鹿茸　菟丝子　沙蒺藜　紫菀草　黄芪　肉桂　桑螵蛸　苁蓉　制附子　茯神　白蒺藜

牛膝散（《济阴纲目》）

牛膝　川芎　朴硝　蒲黄　当归　桂心

化癥回生丹（《温病条辨》）

人参　安南桂　两头尖　麝香　片子姜黄　公丁香　川椒炭　虻虫　京三棱　蒲黄炭　藏红花　苏木　桃仁　当归尾　没药　白芍　杏仁　香附　吴茱萸　延胡索　水蛭　阿魏　小茴香炭　川芎　乳香　良姜　艾叶炭　益母膏　熟地黄　鳖甲胶　大黄　苏子霜　五灵脂　降真香　干漆

分清饮（自制方）

茯苓　泽泻　木通　猪苓　栀子　枳壳　茵陈

丹参泽兰饮（自制方）

丹参　香附　延胡索　焦艾　泽兰　赤芍　楂炭　炒黑豆

丹参散（《妇人良方大全》）

丹参

丹栀逍遥散（《证治准绳》）

当归　白芍　茯苓　白术　炙甘草　柴胡　牡丹皮　炒山栀

丹溪月经过多方（朱丹溪方）

潞党参　生黄芪　陈皮　白术　炙甘草

六君子汤（《和剂局方》）

党参　茯神　白术　法半夏　陈皮　炙甘草

五画

甘麦大枣汤（《金匮要略》）

甘草　小麦　大枣

艾附四神丸（自制方）

补骨脂　五味子　肉豆蔻　吴茱萸　炒陈艾　厚附片

龙胆泻肝汤（《女科撮要》）

龙胆草　木通　泽泻　黄芩　当归　生甘草　车前草　生地
黄　栀子

龙胆泻肝汤（《和剂局方》）

龙胆草　当归尾　栀子　车前子　黄芩　甘草　柴胡　泽泻　木
通　生地黄

龙胆羚羊角汤（自制方）

龙胆草　黄芩　干地黄　羚羊角　茯神　丹参　车前子

归地参术汤（自制方）

当归　熟地黄　阿胶珠　桑寄生　党参　白术　茯神　炙甘草

归地滋血汤（自制方）

秦归　熟地黄　鹿角霜　党参　桑寄生　白术　枸杞　山萸
肉　香附

归芍甘麦汤（自制方）

当归　杭芍　白术　柴胡　茯神　甘草　小麦　大枣

归芍异功散加味（自制方）

党参　白术　茯苓　陈皮　甘草　当归　白芍　怀山药　糯米草根

归脾汤（《济生方》）

党参　白术　茯苓　秦归　黄芪　酸枣仁　远志　桂圆肉　炙甘草　木香

生化汤（《傅青主女科》）

当归　川芎　桃仁　炮姜　炙甘草

生化通经汤（自制方）

酒丹参　香附　土牛膝　当归尾　桃仁　红花　泽兰

失笑散（《和剂局方》）

蒲黄　五灵脂

冬地百部饮（自制方）

干地黄　麦冬　天冬　广百部　生枇杷叶　浙贝母　女贞子　旱莲草　苇根

加味二陈汤（《沈氏尊生书》）

当归　川芎　茯苓　半夏　陈皮　甘草

加味二陈汤（自制方）

陈皮　法半夏　茯苓　甘草　茅苍术　枳壳　生姜

加味二妙散（自制方）

苍术　黄柏　土茯苓　白芷　蛇床子　银花

加味二妙散（自制方）

黄柏　苍术　藿香　茯苓　车前子　冬瓜皮　莲须　白芷

加味二黄汤（自制方）

生地黄　熟地黄　旱莲草　女贞子　白术

加味十全大补汤（自制方）

党参　黄芪　肉桂　白术　茯神　秦归　川芎　白芍　熟地黄　阿胶　蕲艾　炙甘草

加味八珍汤（张兰田方）

秦归　川芎　白芍　熟地黄　党参　陈皮　香附　白术　延胡索　小茴香　杜仲　肉桂　茯苓　炙甘草

加味开郁二陈汤（《万氏妇人科》）

陈皮　茯苓　苍术　香附　川芎　半夏　青皮　莪术　木香　当归　甘草

加味天麻散（自制方）

天麻　白附子　天南星　半夏　全蝎　钩藤　广陈皮

加味五苓散（自制方）

白术　茯苓皮　猪苓　泽泻　肉桂　生姜皮　五加皮　炒远志

加味五苓散（自制方）

赤苓　猪苓　泽泻　茅苍术　桂枝木　青木香（现用代用品）　滑石　甘草　车前子

加味牛膝逐瘀散（自制方）

牛膝　桂心　赤芍　桃仁　当归　木香　川芎　焦艾

加味六君子汤（《万氏妇人科》）

党参　白术　苍术　茯苓　甘草　陈皮　法半夏　炙升麻　柴胡　生姜

加味龙胆泻肝汤（自制方）

龙胆草　当归　生地黄　泽泻　木通　车前子　柴胡　黄芩　栀子　莲须　赤芍　甘草

加味平胃散（《证治准绳》）

苍术　厚朴　陈皮　甘草　芒硝

加味四七汤（自制方）

紫苏叶　厚朴　茯苓　半夏　白芷　木香　建菖蒲

加味四君子汤（自制方）

党参　白术　茯苓　甘草　秦归　酒芍

加味四物汤（《校注妇人良方》）加减

当归　白芍　生地黄　牡丹皮　山栀　黄芩　益母草

加味四物汤（自制方）

秦归　川芎　酒芍　熟地黄　丹参　香附　泽兰

加味失笑散（自制方）

益母草　党参　蒲黄　五灵脂

加味失笑散（自制方）

蒲黄　五灵脂　延胡索　牡丹皮　桃仁　香附　台乌

加味当归散（自制方）

当归　炒芥穗　全蝎　桑寄生　钩藤　僵蚕

加味异功散（自制方）

党参　白术　茯苓　甘草　广陈皮　蕲艾　乌贼骨　续断

加味导痰丸（《济阴纲目》）

制半夏　茯苓　陈皮　甘草　枳实　川芎　生姜

加味导痰饮（自制方）

制半夏　茯苓　陈皮　甘草　枳实　川芎　生姜　青皮　鳖甲

加味红花散（自制方）

生地黄　秦归　赤芍　干荷叶　牡丹皮　红花　蒲黄

加味佛手散（自制方）

当归　川芎　党参　香附　台乌　吴茱萸　桑寄生　延胡索

加味补中益气汤（自制方）

黄芪　白术　广陈皮　升麻　柴胡　党参　秦归　乌贼骨　茜草根

加味补中益气汤（自制方）

党参　白术　甘草　黄芪　当归　陈皮　升麻　柴胡　枳壳　益母草

加味泽兰汤（自制方）

泽兰　丹参　当归　酒芍　甘草　五灵脂　蒲黄　通草

加味荆芥散（自制方）

炒荆芥　桃仁　五灵脂　荠菜

加味栀豉汤（自制方）

山栀子　香豉　枳壳　竹茹　法半夏　木香　黄连　苏叶

加味黄连解毒汤（自制方）

黄连　黄柏　栀子　黄芩　犀角

加味葱豉汤（自制方）

炒荆芥　香豉　艾叶　桑枝　广陈皮　葱白

加味催生芎归汤（《胎产心法》）

当归　川芎　益母草

加味蠲饮六神汤（自制方）

胆南星　竹黄　半夏曲　茯神　旋覆花　竹沥　钩藤

加减一阴煎（自制方）

生地黄　芍药　熟地黄　知母　地骨皮　麦冬　炙甘草

加减十全大补汤（自制方）

党参　白术　白茯苓　黄芪　当归　熟地黄　炙甘草　龙骨　乌贼骨

加减人参养营汤（自制方）

潞党参　白术　黄芪　秦归　熟地黄　香附　焦艾　益母草　阿胶珠　甘草

加减五皮饮（自制方）

茯苓皮　大腹皮　五加皮　桑枝　防己　苍术　建菖蒲　茵陈

加减五苓散（自制方）

桂木　白术　苍术　砂壳　茯苓皮　泽泻　扁豆壳　猪苓

加减牛膝汤（自制方）

土牛膝　归尾　酒丹参　桃仁　香附　台乌　延胡索　檀香

加减丹栀逍遥散（自制方）

白芍　柴胡　茯苓　白术　牡丹皮　山栀子　甘草　焦艾　益母草

加减乌药汤（自制方）

乌药　砂仁　延胡索　木香　槟榔　当归　白芍　甘草

加减龙胆泻肝汤（自制方）

龙胆草　黄芩　栀子　泽泻　木通　车前子　当归

加减龙胆泻肝汤（自制方）

龙胆草　黄芩　栀子　白芍　红泽兰　牡丹皮　鳖甲　牛膝　白茅根

加减平胃散（自制方）

扁豆壳　白术　苍术　广陈皮　茯苓　煨木香　建神曲　甘草

加减半夏茯苓汤（自制方）

法半夏　茯苓　广陈皮　砂仁　厚朴　花木香　炒蕲艾

加减寿脾煎（自制方）

党参　白术　当归　山药　干姜　莲肉　苍术　白芷　焦艾

加减苁蓉菟丝丸（自制方）

肉苁蓉　菟丝子　覆盆子　枸杞　桑寄生　熟地黄　当归　焦艾

加减苍莎饮（自制方）

茅苍术　云苓　香附　台乌　炮姜　红泽兰　秦归　川芎　血木通

加减两地汤（自制方）

生地黄　玄参　白芍　地骨皮　阿胶　焦艾　益母草

加减吴茱萸汤（《医宗金鉴》）

当归　肉桂　吴茱萸　半夏　防风　藁本　木香　细辛　干姜

加减完带汤（自制方）

泡参　白芍　苍术　茵陈　甘草　荆芥　柴胡　栀子　黄柏　黄连

加减补中益气汤（自制方）

党参　黄芪　白术　广陈皮　当归　甘草　益母草

加减补中益气汤（自制方）

黄芪　党参　白术　陈皮　升麻　柴胡　阿胶　焦艾　甘草

加减补肾安胎饮（自制方）

党参　白术　茯神　杜仲　续断　菟丝子　阿胶　蕲艾　乌贼骨　桑寄生

加减局方五苓散（自制方）

赤苓　赤芍　子芩　甘草梢　琥珀　灯心草

加减阿胶汤（自制方）

炒栀子　黄芩　侧柏叶　阿胶　生地黄　白芍

加减青蒿鳖甲汤（自制方）

青蒿梗　鳖甲　生地黄　牡丹皮　地骨皮　芍药　麦冬　茯神

加减参术饮（自制方）

党参　白术　茯苓　怀山药　砂仁　秦归　川芎

加减参苓白术散（自制方）

党参　茯神　白术　甘草　木香　砂仁　怀山药　扁豆

加减参苓白术散（自制方）

党参　扁豆　焦白术　茯苓　茅苍术　砂仁　炙升麻　广陈皮

加减胃苓汤（自制方）

茅苍术　砂仁　扁豆壳　防己　大腹皮　生姜皮

加减香砂六君子汤（自制方）

泡参　茯苓　白术　木香　砂仁　半夏　陈皮　秦归　川芎

加减香棱丸（自制方）

木香　丁香　三棱　枳壳　青皮　川楝子　小茴香　台乌　香
附　莪术

加减逍遥散（自制方）

柴胡　白芍　茯苓　白术　甘草　山栀子　蕲艾

加减逍遥散（自制方）

牡丹皮　山栀子　柴胡　秦归　白芍　白术　茯神　香附　泽兰

加减断下汤（自制方）

党参　熟地黄　艾叶　乌贼骨　炮姜　阿胶　附子

加减清经汤（自制方）

丹参　地骨皮　白芍　生地黄　黄柏　知母　玄参

加减黑神散（自制方）

归尾　赤芍　蒲黄　桂心　炮姜　甘草　炒黑豆　川芎

加减温经汤（自制方）

当归　川芎　桂心　芍药　莪术　党参　牛膝　甘草

圣愈汤（李东垣方）

党参　黄芪　当归　川芎　白芍　熟地黄

六画

芎归二陈汤（自制方）

川芎　当归　半夏　陈皮　茯苓　甘草

过期饮（《证治准绳》）

当归　白芍　香附　熟地黄　川芎　红花　桃仁泥　莪术　木
通　肉桂　甘草

夺命散（《证治准绳》）

血竭　没药

达生散（《大生要旨》）

大腹皮　人参　陈皮　紫苏　归身　白芍　白术　甘草　青葱
叶　黄杨树头

当归补血汤（《东垣十书》）

秦归　黄芪

血府逐瘀汤（《医林改错》）

当归　生地黄　桃仁　红花　牛膝　赤芍　桔梗　川芎　甘草　柴

胡　枳壳

全生白术散（《全生指迷》）

蜜炙白术　茯苓皮　生姜皮　大腹皮　陈皮

安胎寄生汤（《妇人良方大全》）

桑寄生　白术　茯苓　甘草

安露饮（自制方）

生地黄　丹参　益母草　乌贼骨　茜草根　旱莲草　炒蕲艾

导痰调经汤（自制方）

秦归　丹参　橘红　建菖蒲　竹茹　泽兰

七画

劫劳散（《和剂局方》）

白芍　黄芪　甘草　当归　沙参　法半夏　茯苓　五味子　阿
胶　熟地黄

芩连四物汤（《证治准绳》）

当归身　白芍　川芎　生地黄　黄芩　黄连

芩连半夏竹茹汤（自制方）

黄芩　黄连　法半夏　竹茹　龙胆草　旋覆花　枳壳

苍术导痰丸（《妇科玉尺》）

制苍术　制香附　南星　半夏　枳壳　川芎　神曲　飞滑石　陈
皮　茯苓

苍莎导痰丸（《验方》）

苍术　香附　陈皮　云茯苓　枳实　半夏　南星　甘草　生姜汁

束胎丸（《沈氏尊生书》）

白术　枳壳

两地汤（《傅青主女科》）

大生地　地骨皮　玄参　白芍　阿胶　麦冬

扶气止血汤（自制方）

党参　白术　熟地黄　续断　焦艾　桑寄生　黄芪

扶阳救脱汤（自制方）

高丽参　附子　黄芪　浮小麦　乌贼骨　炮姜　炙甘草

扶脾调肝汤（自制方）

泡参　白术　炒白芍　阿胶珠　茯神　软柴胡　甘草　香橼

扶脾舒肝汤（自制方）

党参　白术　茯苓　柴胡　白芍　炒蒲黄　血余炭　焦艾

连翘清心饮（自制方）

连翘心　莲子心　竹叶心　灯草心　焦栀子　黄连　银花

佛手散（徐文仲方）

当归　川芎

龟鹿补冲汤（自制方）

党参　黄芪　龟板　鹿角胶　乌贼骨

完带汤（《傅青主女科》）

党参　白术　苍术　怀山药　白芍　车前子　甘草　陈皮　黑芥穗　柴胡

补中参附汤（自制方）

黄芪　白术　广陈皮　升麻　柴胡　党参　秦归　炙甘草　肉桂　制附片

补中益气汤（《脾胃论》）

黄芪　党参　白术　升麻　广陈皮　柴胡　秦归　炙甘草

补气安胎饮（自制方）

党参　白术　茯神　杜仲　续断　桑寄生　蕲艾　阿胶　乌贼骨

补肾安胎饮（自制方）

党参　白术　杜仲　续断　狗脊　制益智　阿胶珠　蕲艾　菟丝子　补骨脂

补宫丸（《医钞类编》）

白茯苓　土炒白术　白芍　白芷　牡蛎　怀山药　龙骨　赤石脂　干姜

阿胶五苓散（自制方）

白术　茯苓　猪苓　泽泻　肉桂　阿胶

阿胶养血汤（自制方）

阿胶珠　泡参　干地黄　麦冬　女贞子　旱莲草　桑寄生

附子汤（《伤寒论》）

附子　茯苓　党参　白术　芍药

八画

苦参半夏汤（《丹溪心法》）

苦参　半夏　白术　陈皮　生姜

易黄汤（《傅青主女科》）

怀山药　芡实　车前子　白果　黄柏

固本止崩汤（《傅青主女科》）

党参　黄芪　大熟地　白术　秦归　黑姜炭

固阴煎（《景岳全书》）

党参　熟地黄　山药　山萸肉　远志　菟丝子　续断　五味子　炙甘草

知柏地黄饮（自制方）

黄柏　黄芩　知母　生地黄　玄参　甘草梢　山栀子

和营汤（自制方）

归身　白芍　桂枝　艾叶　甘草

泽兰丹参饮（自制方）

泡参　酒丹参　泽兰　香附　延胡索　焦艾　赤芍　楂炭　炒黑豆

定经汤（《傅青主女科》）

秦归　白芍　熟地黄　菟丝子　怀山药　茯苓　柴胡　黑芥穗　香附

参术六味丸（自制方）

生地黄　山萸肉　怀山药　牡丹皮　泽泻　泡参　白术　茯苓

参芪救逆汤（自制方）

党参　黄芪　龙骨　黑附片　炙甘草　浮小麦　炮姜

参附当归汤（自制方）

高丽参　附子　当归

参苓白术散（《和剂局方》）

党参　茯苓　白术　怀山药　扁豆　薏苡仁　莲米　陈皮　砂仁　桔梗

参莲艾附汤（自制方）

党参　莲米　芡实　茯神　艾叶　附片　补骨脂　银杏

九画

荆防双解散（自制方）

炒荆芥　防风　桑枝　嫩苏梗　淡竹叶　荠菜

枳壳瘦胎散（《沈氏尊生书》）

枳壳　甘草　香附

柏子养心汤（自制方）

柏子仁　茯神　丹参　枣仁　枸杞　熟地黄　郁金　泽兰

星芎丸（《丹溪心法》）

南星　川芎　苍术　香附

钩藤汤（《证治准绳》）

钩藤　当归首　茯神　泡参　桑寄生　桔梗

香艾芎归饮（自制方）

香附　焦艾　延胡索　当归　川芎

保产无忧散（明太医院传方）

生黄芪　川芎　白芍　甘草　羌活　厚朴　枳壳　艾叶　荆芥　菟
丝子　川贝　大腹皮　老姜

保阴煎（《景岳全书》）

生地黄　熟地黄　白芍　怀山药　续断　黄芩　黄柏　甘草

独地汤（自制方）

生地黄

独参汤（《景岳全书》）

潞党参

独活通经汤（自制方）

桑寄生　秦艽　独活　川芎　香附　姜黄　焦艾　防风

养阴益气汤（自制方）

泡参　丹参　地骨皮　白芍　黄柏　麦冬　五味子

养精种玉汤（《傅青主女科》）加味

大熟地　当归　白芍　山萸肉　续断　炒杜仲　菟丝子

祛风导痰汤（自制方）

法半夏　陈皮　胆南星　钩藤　茯苓　桂枝　葛根　甘草　荆竹沥

十画

桂附止带汤（自制方）

附片　肉桂　续断　焦艾　茯苓　芡实　盐小茴　乌贼骨　金樱子

桂附苓术饮（自制方）

厚附片　肉桂　茯苓　茅苍术　炒远志　生姜皮　制台乌

桃红四物汤（张香南方）

生地黄　归尾　赤芍　川芎　桃仁　红花　牡丹皮　五灵脂

桃红消瘀汤（自制方）

丹参　土牛膝　归尾　桃仁　红花　乳香　蕺菜

柴芩七物汤（自制方）

柴胡　黄芩　法半夏　厚朴　茯苓　紫苏　香附

胶艾八珍汤（自制方）

党参　白术　茯神　秦归　川芎　炙甘草　熟地黄　白芍　阿胶　炒蕲艾

胶艾四物汤（《妇科玉尺》）

当归　白芍　熟地黄　川芎　阿胶　艾叶

胶艾汤（《金匮要略》）

干地黄　阿胶　当归　芍药　川芎　艾叶　甘草

胶艾安胎饮（自制方）

秦归　阿胶　蕲艾　干地黄　杭芍　桑寄生　甘草

凉血二黄汤（自制方）

生地黄　牡丹皮　白芍　桃仁　延胡索　黄芩　栀子　姜黄　通草

凉血生地黄饮（自制方）

生地黄　丹参　侧柏　黄芩　阿胶　甘草　槐花　百草霜

益气止淋汤（自制方）

泡参　杜仲　续断　制益智　茯苓　甘草梢　炒车前子　升麻

益气升阳除湿汤（自制方）

党参　白术　炙甘草　陈皮　升麻　柴胡　茯苓　茅苍术　焦柏

益气导溺汤（自制方）

党参　白术　扁豆　茯苓　桂枝　炙升麻　甜桔梗　通草　乌药

益气补元汤（自制方）

党参　白术　茯神　熟地黄　酒白芍　黄芪　肉桂　炙甘草

益气补冲汤（自制方）

党参　白术　云茯神　秦归　熟地黄　黄芪　枸杞　菟丝子　甘草

益母佛手散（自制方）

益母草　川芎　当归

益阴汤（自制方）

天冬　麦冬　女贞子　旱莲草　白芍　甘草　茅根　藕节　丹
参　香附

益肾调经汤（自制方）

杜仲　续断　熟地黄　当归　白芍　益母草　焦艾　巴戟天　乌药

消毒汤（《医钞类编》）

白芷　当归　浙贝母　僵蚕　天花粉　金银花　甘草

涤热逐瘀汤（自制方）

丹参　牡丹皮　生地黄　三棱　莪术　延胡索　通草　香附　槟榔　大黄

调肝汤（《傅青主女科》）

山药　阿胶　当归　白芍　山萸肉　巴戟天　甘草

通乳四物汤（《医略六书》）

生地黄　当归　白芍　川芎　木通　王不留行　天花粉　猪蹄　知母

通乳散结汤（自制方）

全瓜蒌　青皮　丝瓜络　橘络　橘叶　通草　郁金　刺蒺藜　蒲公英

通终活络汤（自制方）

瓜蒌　橘络　青皮　丝瓜络　生香附　通草　扁豆　当归身

通泉散（《医宗金鉴》）

王不留行　白丁香　漏芦　天花粉　僵蚕

通脉大生丸（自制方）

杜仲　续断　菟丝子　桑寄生　艾叶　砂仁　茯苓　山药　首乌　鹿角霜　台乌　当归　肉苁蓉　车前子　枸杞　紫河车　荔枝核

十一画

理气渗湿汤（自制方）

生香附　木香　砂壳　厚朴花　茅苍术须　五加皮　茯苓皮　桑枝

黄芪八物汤（《医略六书》）

熟地黄　当归　黄芪　白术　茯苓　川芎　白芍　炙甘草

银花蕺菜饮（自制方）

炒荆芥　银花　赤芍　土茯苓　蕺菜　甘草

脱花煎（《景岳全书》）

当归　肉桂　川芎　牛膝　车前子　红花

猪蹄汤（《产孕集》）

猪蹄　通草

鹿角菟丝丸（自制方）

鹿角霜　菟丝子　牡蛎　白术　杜仲　莲须　银杏　芡实

减味肾气丸（自制方）

熟地黄　山萸肉　泽泻　茯苓　怀山药　肉桂　附子

清化饮（《景岳全书》）

芍药　麦冬　牡丹皮　茯苓　黄芩　生地黄　石斛

清心莲子饮（《女科证治约旨》）

石莲子　北沙参　麦冬　地骨皮　黄芩　焦山栀　生甘草　车前子

清肝达郁汤（《医醇賸义》）

银柴胡　当归　赤芍　赤苓　牡丹皮　焦山栀　橘叶　滁菊花　橘白　薄荷叶　炙甘草

清肝养血汤（自制方）

丹参　生地黄　赤芍　石决明　龙胆草　木香　焦黄柏　白茅根

巴蜀名医遗珍系列丛书

清金引血汤（自制方）

藕节　茅根　侧柏　降香　桑叶　麦冬　旱莲草　黑芥穗　泽兰

清经止崩汤（自制力）

生地黄　牡丹皮　黄芩　黄柏　白茅根　地榆　炒蒲黄　益母草　棕榈炭

清热地黄饮（自制方）

生地黄　地骨皮　牡丹皮　天花粉　连翘　芦根　淡竹叶

清热固经汤（自制方）

生地黄　白芍　黄柏　知母　黄连　阿胶　艾叶　甘草　益母草　丹参

清热通淋汤（自制方）

黄连　黄柏　龙胆草　焦山栀　甘草梢　车前草

清热通瘀汤（自制方）

生地黄　赤芍　归尾　牡丹皮　桃仁　郁李仁

淡竹茹汤（《产科心法》）

泡参　茯苓　法半夏　麦冬　甘草　竹茹　生姜　大枣

十二画

葛根汤（《伤寒论》）

桂枝　葛根　麻黄　白芍　甘草　生姜

黑神散（《和剂局方》）

熟地黄　归尾　赤芍　蒲黄　桂心　炮姜　甘草　炒黑豆

舒肝化育汤（自制方）

柴胡　当归　川芎　白术　茯苓　香附　牡丹皮　泽泻　艾叶

舒郁清肝汤（自制方）

当归　白芍　白术　柴胡　香附　郁金　黄芩　山栀子　牡丹皮　甘草

舒郁清肝饮（自制方）

生地黄　柴胡　白芍　茯苓　白术　山栀子　黄芩

温肾降逆汤（自制方）

杜仲　续断　菟丝子　桑寄生　炒蕲艾　广陈皮　砂仁　法半夏

温肾调气汤（自制方）

杜仲　续断　桑寄生　台乌　补骨脂　菟丝子　焦艾炒　狗脊

温经止痛汤（自制方）

川芎　五灵脂　白芷　焦艾叶　香附　生姜

温经化癥汤（自制方）

秦归　川芎　莪术　桃仁　吴茱萸　肉桂　盐炒小茴　橘核　乳香　青皮　血竭

温经汤（《和剂局方》）

党参　牛膝　当归　川芎　桂枝　牡丹皮　甘草　芍药　莪术

温经定痛汤（自制方）

当归　川芎　延胡索　红花　桂枝　莪术　台乌

温经活血汤（自制方）

香附　台乌　吴茱萸　茅苍术　茯苓　当归　川芎　炮姜　乳香

温经摄血汤（自制方）

泡参　党参　白术　炙甘草　吴茱萸　姜炭　焦艾

温胃饮（《景岳全书》）

党参　白术　扁豆　陈皮　干姜　炙甘草　当归

巴蜀名医遗珍系列丛书

滋血舒肝汤（自制方）

当归　白芍　熟地黄　山萸肉　青皮　生麦芽　郁李仁

滋阴活血汤（自制方）

当归　白芍　熟地黄　天冬　麦冬　天花粉　红花　桃仁山　栀子

滋肝养血汤（自制方）

熟地黄　枸杞　山萸肉　菟丝　怀山药　当归　柏子仁　红泽兰　生谷芽

滋营活络汤（《傅青主女科》）

川芎　当归　熟地黄　人参　黄芪　茯神　天麻　炙甘草　陈皮　荆芥穗　防风　羌活　黄连

疏肝解郁汤（自制方）

香附　青皮　柴胡　郁金　丹参　川芎　红泽兰　延胡索　金铃炭

十三画

摄血固冲汤（自制方）

党参　黄芪　白术　龙骨　乌贼骨　阿胶珠　茜草根　龟板　广三七　血余炭

催生如意散（《胎产心法》）

人参　乳香　辰砂

催生饮（《济阴纲目》）

当归　川芎　大腹皮　枳壳　白芷

解郁活血汤（自制方）

当归　白芍　柴胡　茯苓　薄荷　牡丹皮　山栀子　白术　泽兰叶　郁金　甘草

解郁调经汤（自制方）

当归　白芍　牡丹皮　白术　柴胡　山栀子　黄芩　红泽兰

十四画

蔡松汀难产方

真陈黄芪　当归身　白茯神　西党参　净龟板　川芎　酒白芍　枸杞子

漏下去黄方（《千金方》）

黄连　大黄　桂心　黄芩　䗪虫　干地黄

漏芦汤（《医略六书》）

漏芦　赤芍　当归　川芎　枳壳　木香　桔梗　白芷　甘草　皂角刺

十五画

增味四物汤（《济阴纲目》）

当归　熟地黄　川芎　芍药　三棱　莪术　肉桂　干漆

镇肝息风汤（自制方）

生赭石　龙骨　牡蛎　白芍　玄参　天冬　川楝子　宣木瓜　钩藤

十九画

鳖甲丸（《沈氏尊生书》）

鳖甲　三棱　莪术　香附　桃仁　红花　海蛤粉　麦芽　青皮

巴蜀名医遗珍系列丛书

鳖甲养阴煎（自制方）

鳖甲　龟板　干地黄　枸杞　麦冬　杭芍　首乌藤　地骨皮　茯神　牡丹皮

二十二画

蠲饮六神汤加味（《女科辑要》）

橘红　石菖蒲　半夏曲　胆南星　茯神　旋覆花　枳壳　竹黄